Pflegealphabet

Pflegealphabet

Von Absaugen bis Zystitisprophylaxe

zusammengestellt von Dagmar Wiederhold

2. Auflage

ELSEVIER
URBAN & FISCHER

URBAN & FISCHER München

Zuschriften und Kritik an:
Elsevier GmbH, Urban & Fischer Verlag, Hackerbrücke 6, 80335 München
E-Mail: pflege@elsevier.com

Wichtiger Hinweis für den Benutzer
Die Erkenntnisse in der Medizin unterliegen laufendem Wandel durch Forschung und klinische Erfahrungen. Herausgeber und Autoren dieses Werkes haben große Sorgfalt darauf verwendet, dass die in diesem Werk gemachten therapeutischen Angaben (insbesondere hinsichtlich Indikation, Dosierung und unerwünschten Wirkungen) dem derzeitigen Wissensstand entsprechen. Das entbindet den Nutzer dieses Werkes aber nicht von der Verpflichtung, anhand der Beipackzettel zu verschreibender Präparate zu überprüfen, ob die dort gemachten Angaben von denen in diesem Buch abweichen und seine Verordnung in eigener Verantwortung zu treffen.
Wie allgemein üblich wurden Warenzeichen bzw. Namen (z. B. bei Pharmapräparaten) nicht durchgehend besonders gekennzeichnet.

Bibliografische Information der Deutschen Nationalbibliothek
Die Deutsche Nationalbibliothek verzeichnet diese Publikation in der Deutschen Nationalbibliografie; detaillierte bibliografische Daten sind im Internet unter http://dnb.ddb.de abrufbar.

1. Auflage 2007
2. Auflage 2010

Der Urban & Fischer Verlag ist ein Imprint der Elsevier GmbH.

10 11 12 13 14 5 4 3 2 1

Um den Textfluss nicht zu stören, wurde bei Patienten und Berufsbezeichnungen die grammatikalisch maskuline Form gewählt. Selbstverständlich sind in diesen Fällen immer Frauen und Männer gemeint.

Planung: Andrea Kurz, München
Zusammenstellung und Lektorat: Dagmar Wiederhold, München
Herstellung: Erika Baier, München
Satz: Mitterweger & Partner, Plankstadt
Druck und Bindung: POINT CZ s.r.o, Brno, Czech Republic
Umschlaggestaltung: SpieszDesign, Neu-Ulm
Titelfotografie: © Monika 3 Steps Ahead – Fotolia.com

ISBN: 978-3-437-27991-1

Aktuelle Informationen finden Sie im Internet unter **www.elsevier.de** und **www.elsevier.com**

Inhaltsverzeichnis

Absaugen

Absaugtechniken		
Technik	**Erklärung**	**Kathetergröße [Ch]**
Oral	Über Mund	14–20
Nasal	Über Nase	14–16
Endotracheal	Über Endotrachealtubus oder Trachealkanüle	12–16 (je nach Tuben-/Kanülendurchmesser)
Bronchoskopisch	Mittels Bronchoskop	–

Vorgehen beim Absaugen	
Allgemeine Grundsätze	• Nach ärztlicher Anordnung nur durch qualifiziertes Personal • Strenges aseptisches Vorgehen (für jeden Absaugvorgang neuer steriler Handschuh auf schlauchführende Hand) • Pro Absaugvorgang 15–20 s nicht überschreiten • Häufigkeit: nach Bedarf
Material	• Utensilien für Mund- und Nasenpflege • Absauggerät • Absaugkatheter • Spüllösung (destilliertes Wasser oder Desinfektionsmittel) • Sterile und unsterile Handschuhe • Gleitmittel, z. B. Xylocain-Gel® • Mund-Nasen-Schutz, Schutzkittel und -brille bei Infektionsgefahr
Durchführung	• Patienten informieren • Mund, Nase vor oralem/nasalem Absaugen reinigen (lassen) • Wenn möglich Oberkörperhochlage • Sogstärke überprüfen • Nasales Absaugen: ggf. Gleitmittel in Nase bringen • Hände desinfizieren • Absaugkatheter auf Zwischenstück, Katheter selbst in Hülle lassen • Sterile bzw. zum Katheterfassen sterilen und zum Führen am Zwischenstück unsterilen Einmalhandschuh anziehen • Zwischenstück in Hand nehmen • Katheter aus Hülle gleiten lassen

→

A

Vorgehen beim Absaugen	
Durchführung	• Mit steriler Hand fassen • In Mund, Nase oder Trachea ohne Sog einführen • Katheter unter Sog mit leichten Drehungen zurückziehen • Vorgang darf max. 15 s dauern • Währenddessen Atmung, Hautfarbe des Patienten beobachten • Katheter entsorgen
Komplikationen	• Infektion der Atemwege • Verletzung der Atemwege • Vagusreiz mit Bradykardie, Rhythmusstörungen oder Erbrechen (Aspirationsgefahr!) • Sauerstoffmangel mit Zyanose und Unruhe des Patienten

Antibiotikazubereitung (i. v.-Gabe)

Antibiotika zur i. v. Gabe

Antibiotikum	Haltbarkeitsfrist nach Auflösen*		Zubereitung	Hinweise
	Raumtemperatur	Kühl (2–8 °C)		
Ampicillin + Sulbactam 1,5 g, z. B. Unacid® 1,5 g	Sofort verbrauchen		• Lösung in 50–100 ml NaCl 0,9 %	• Infusionsdauer: 15–30 min • Nicht mit Aminoglykosiden mischen
Ampicillin + Sulbactam 3 g, z. B. Unacid® 3 g	Sofort verbrauchen		• Lösung in 50–100 ml NaCl 0,9 %	• Infusionsdauer: 15–30 min • Nicht mit Aminoglykosiden mischen
Ceftazidim 2 g, z. B. Fortum® 2 g	24 h	7 d	• I. v. Lösung: Lösen in 40 ml Aqua • I. v. Injektion: Lösen in 10 ml Aqua	• Weitere Verdünnung mit NaCl 0,9 % oder Glukose 5 % möglich • Nicht mit Aminoglykosiden mischen

→

Antibiotika zur i. v. Gabe				
Antibiotikum	**Haltbarkeitsfrist nach Auflösen***		**Zubereitung**	**Hinweise**
	Raumtemperatur	**Kühl (2–8 °C)**		
Ceftriaxon® 1 g, z. B. Rocephin 1 g	6 h	24 h	• I. v. Injektion: Lösen in 10 ml Aqua	• I. v. Injektion über 2–4 min • Nicht mit Aminoglykosiden mischen
Ceftriaxon® 2 g, z. B. Rocephin 2 g			• Lösen in 40 ml NaCl 0,9 % oder Glukose 5 %	• Dauer der Infusion mind. 30 min • Nicht mit Aminoglykosiden mischen
Cefuroxim 1500 mg, z. B. Zinacef® 1500 mg	5 h	24 h	• Kurzinfusion: Lösen in 40 ml Aqua, NaCl 0,9 % oder Glukose 5 % • Dauertropfinfusion: Lösen in 100 ml NaCl 0,9 % oder Glukose 5 % • I. v. Injektion: Lösen in 20 ml Aqua	• Kurzinfusion über ca. 20 min • Dauertropfinfusion über 50–60 min • I. v. Injektion über mind. 3–5 min • Nicht mit Aminoglykosiden mischen
Ciprofloxacin, z. B. Ciprobay® i. v.	Bei Weiterverdünnung sofort verwenden.	Nicht im Kühlschrank lagern!	• Gebrauchsfertige Lösung • Weiterverdünnung mit NaCl 0,9 %, Ringerlösung oder Glukose 5 % möglich	Infusionsdauer: • 50 ml: 30 min • 100 ml: 30 min • 200 ml: 60 min Lichtempfindlich!
Clindamycin 900 mg, z. B. Clindasaar® 900 mg	24 h (zubereitete Infusion) 48 h (Injektionslösung nach Erstentnahme)	–	• Verdünnung mit NaCl 0,9 % oder Glukose 5 % • Konzentration darf 12 mg/ml nicht übersteigen	• Nur verdünnt infundieren! • Infusionsgeschwindigkeit max. 30 mg/min

→

A

Antibiotika zur i. v. Gabe				
Antibiotikum	**Haltbarkeitsfrist nach Auflösen***		**Zubereitung**	**Hinweise**
	Raumtemperatur	**Kühl (2–8 °C)**		
Erythromycin 1 g, z. B. Erythrocin® 1 g	–	24 h (Stammlösung) 6 h (fertige Infusionslösung)	• Herstellen einer Stammlösung mit 20 ml Aqua • Weiterverdünnen mit 250 bzw. 500 ml NaCl 0,9 %	• Stammlösung nicht als Bolus injizieren! • Infusionsdauer: 60 min
Flucloxacillin 1 g, z. B. Staphylex® 1 g **Flucloxacillin 2 g, z. B. Staphylex® 2 g**	Gebrauchsfertige Lösung sofort verwenden!		• Isotone Lösung: in 20 ml Aqua • Isotone Lösung: in 40 ml Aqua	• Weiterverdünnen mit Aqua, Glukose 5 % oder NaCl 0,9 % möglich
Imipenem + Cilastin, z. B. Zienam 500®	4 h	24 h	• Infusionslösung: mit 100 ml NaCl 0,9 % oder Glukose 5 %	• Bei bis zu 1 g: Infusionsdauer 20–30 min • Bei > 1 g: Infusionsdauer 40–60 min • Nicht mit Aminoglykosiden mischen
Metronidazol	–	–	–	• Infusionsdauer: mindestens 20 min
Moxifloxacin 400 mg, z. B. Avalox® 400 mg	–	Keine Lagerung im Kühlschrank: Ausfällungen möglich!	–	• Infusionsdauer: 60 min

→

Antibiotika zur i. v. Gabe				
Antibiotikum	Haltbarkeitsfrist nach Auflösen*		Zubereitung	Hinweise
	Raumtemperatur	Kühl (2–8 °C)		
Penicillin® G 5 Mega	6 h	–	• Isotone Lösung: in 50 ml Aqua	• Lösungen mit Trübungen oder Ausfällungen nicht verwenden!
Penicillin® G 10 Mega	6 h	–	• Isotone Lösung: in 100 ml Aqua	
Piperacillin 2 g	24 h	48 h	• I. v. Injektion: Lösen in 10 ml Aqua • I. v. Infusion: Lösen in mind. 20–50 ml Aqua	• Weitere Verdünnung mit Glukose 5 % oder NaCl 0,9 % möglich • Infusionsdauer: 20–40 min • Nicht mit Aminoglykosiden mischen
Piperacillin 4 g			• I. v. Injektion: Lösen in 20 ml Aqua • I. v. Infusion: Lösen in 50 ml Aqua	
Piperacillin + Tazobactam 4,5 g	24 h	48 h	• Lösen in 20 ml Aqua, NaCl 0,9 % oder Glukose 5 %	• Weitere Verdünnung mit NaCl 0,9 % oder Glukose 5 % auf 50–150 ml • Infusionsdauer 20–40 min • Injektion der Stammlösung über 3–5 min möglich • Nicht mit Aminoglykosiden mischen

→

A

Antibiotika zur i. v. Gabe				
Antibiotikum	Haltbarkeitsfrist nach Auflösen*		Zubereitung	Hinweise
	Raumtemperatur	Kühl (2–8 °C)		
Vancomycin 500 mg, z. B. Vancosaar® 500 mg	24 h	96 h	• Stammlösung: mit 10 ml Aqua • Weitere Verdünnung: auf 100–200 ml mit NaCl 0,9 % oder Glukose 5 %	• Max. Konzentration von Vancomycin in der Infusion: 5 mg/ml
Vancomycin 1000 g, z. B. Vancosaar® 1000 mg			• Stammlösung: mit 20 ml Aqua • Weitere Verdünnung: auf 200–400 ml mit NaCl 0,9 % oder Glukose 5 %	

* Physikalisch-chemische Stabilität unter aseptischen Bedingungen. Nach hygienischen Gesichtspunkten müssen zubereitete Infusionslösungen innerhalb 1 h verabreicht werden (BGH-Urteil von 1981).

Aromatherapie

Ätherisches Öl	Indikation	Anwendungsart	Dosis	Besonderheiten
Lemon- bzw. Zitronengras	• Depressive Verstimmung • Antriebsschwäche	Vollbad, Fußbad	Bis zu 4 Tropfen	• Hautreizungen bei empfindlicher Haut
	• Erschöpfungszustände • Konzentrationsschwäche	Einreibung, Massage	Verdünnt mit Trägeröl	• Bei äußerer Anwendung vorsichtig dosieren
	• Kopfschmerzen	Raumaromatisierung	Bis zu 3 Tropfen	• Raumaromatisierung vertreibt Ungeziefer

→

Ätherisches Öl	Indikation	Anwendungsart	Dosis	Besonderheiten
Lavendel	• Depressive Verstimmung • Angstzustände • Schlafstörungen • Unruhezustände	Raumaromatisierung, Voll- oder Teilbad, Brustwickel, Packung, Einreibung	Herstellerhinweise beachten!	• Desinfizierende Wirkung • Luftdesinfektion durch Raumaromatisierung • Flächendesinfektion durch Zugabe zum Wischwasser
	• Prellungen • Muskel- und Gelenkschmerzen	Quarkauflage, Massage, Einreibung		
Thymian	• Erkältungskrankheiten	Wickel, Umschlag, Raumaromatisierung	Bis zu 2 Tropfen	• Stark haut- und schleimhautreizend
	• Depressive Verstimmung • Angstzustände • Antriebsschwäche	Raumaromatisierung, Voll- und Teilbad, Brustwickel, Packung, Einreibung	Bis zu 2 Tropfen	• Bei äußerlicher Anwendung vorsichtig dosieren Kontraindikationen: • Hyperthyreose
	• Hypotonie • Orthostase	Einreibung, Massage, Raumaromatisierung	Bis zu 3 Tropfen	• Hypertonie • Epilepsie • Schwangerschaft
	• Schlechte Luft	Raumaromatisierung	Verdünnt mit Trägeröl	• Allergische Disposition
Zitrone	• Erkältungskrankheiten • Fieber	Wickel, Umschlag, Waschung, Raumaromatisierung	Herstellerhinweis beachten!	• Zitronensaft hat gleiche Wirkung wie ätherisches Öl • Flächendesinfektion durch Zugabe zum Wischwasser
	• Mundschleimhautentzündungen	Spülung		
	• Infizierte Wunden	Spülung, Umschlag		
	• Müdigkeit, Abgeschlagenheit • Depressive Verstimmung, Antriebsschwäche	Raumaromatisierung, Massage, Einreibung, Waschung		

→

Ätherisches Öl	Indikation	Anwendungsart	Dosis	Besonderheiten
Orange	• Depressive Verstimmung, Antriebsschwäche • Angstzustände	Raumaromatisierung, Massage, Einreibung	Herstellerhinweis beachten!	• Kontraindikation bei allergischer Diathese • Behandelte Haut nicht intensiver Lichteinwirkung aussetzen
	• Fieber	Wickel, Umschlag, Waschung, Raumaromatisierung		
Rosmarin	• Gedächtnisstörung	Raumaromatisierung, Wickel, Umschlag, Einreibung	Generell nur wenige Tropfen verwenden	Kontraindikationen: • Epilepsie • Hypertonie
	• Orthostatische Kreislaufbeschwerden	Waschung, Voll- und Fußbad, Massage		
	• Rheumatische Schmerzen	Einreibung, Wickel, Umschlag	Verdünnt mit Trägeröl	
	• Depressive Verstimmung, Antriebsschwäche • Angstzustände	Raumaromatisierung, Massage, Einreibung, Voll- und Teilbad		
Minze	• Gedächtnisstörung	Raumaromatisierung, Wickel, Umschlag, Einreibung	Generell niedrig dosieren	• Hautreizend • Unverdünnt für Kinder nicht geeignet
	• Fieber	Wickel, Umschlag, Waschung		
	• Verdauungsstörungen, Meteorismus	Wickel, Umschlag, Bauchmassage	Verdünnt mit Trägeröl	

→

Ätherisches Öl	Indikation	Anwendungsart	Dosis	Besonderheiten
Teebaum	• Entzündliche Haut- und Schleimhauterkrankungen	Spülung, Umschlag, Voll- und Teilbad, Einreibung	Herstellerhinweis beachten!	• Nicht bei Babys, Kleinkindern und Patienten mit allergischer Dispostition
	• Atemwegserkrankungen	Raumaromatisierung	Verdünnt mit Trägeröl	

Arzneimittel

Schmerzmedikamente → S. 94
Notfallmedikamente → S. 70

Checkliste Arzneimittelgabe – 5-R-Regel
- Richtiger Patient
- Richtiges Arzneimittel
- Richtige Dosierung
- Richtiger Zeitpunkt
- Richtige Applikationsform

Applikationsform und Wirkungseintritt	
Verabreichungsform	**Wirkungseintritt**
Enteral	
Sublingualspray	Sekunden
Sublingual(Zerbeiß-)kapseln	Sekunden
Sublingualtabletten	Sekunden bis 1 Minute
Tropfen	5–10 Minuten
Saft	10–15 Minuten
Tabletten	20–30 Minuten
Kapseln	20–30 Minuten
Kapseln (magensaftresistent)	1 Stunde und mehr
Suppositorien	15–20 Minuten
Medikamentöser Einlauf	10–15 Minuten

→

Applikationsform und Wirkungseintritt	
Verabreichungsform	**Wirkungseintritt**
Injektionen	
i. v. und i. a.	Sekunden
i. m.	15–20 Minuten
s. c.	20–30 Minuten
i. c.	Minuten bis Stunden
Aufnahme über die Haut	
Puder, Salben, Cremes, Gels	Stunden, Teilwirkung wie Kühlung sofort
Flüssigkeiten	Medikamentöse Wirkung: 30 Minuten bis Std. Physikalische Wirkung: sofort bis Minuten
Aufnahme über die Schleimhaut	
Bronchialspray	Sekunden
Nasenspray, -tropfen, -salbe	Sekunden bis Minuten
Augentropfen, -salbe	Minuten
Vaginalovula	20–30 Minuten

Aufbewahrung von Arzneimitteln	
Grundsätze	• In abgeschlossenem Schrank • In Originalpackung • Angebrochene Tropfen mit Datum der Öffnung versehen
Lagerungstemperatur	• Auf Packungsbeilage achten • Meistens bei Zimmertemperatur • Bei Lagerung im Kühlschrank, z. B. Insuline, Impfstoffe: Kühlschrank nur für Medikamente verwenden • Tiefgekühlte Arzneimittel, z. B. Fresh Frozen Plasma (→ S. 111) werden zentral gelagert und bei Bedarf ausgegeben • Feuergefährliche Stoffe, z. B. Alkohole, Äther, nicht in der Nähe von Heizungen und vor direkter Sonneneinstrahlung schützen • Lichtempfindliche Arzneimittel beachten

Aspiration → Notfallsituationen

Atmung

Referenzwerte der Atmung		
Atemfrequenz	Frühgeborene	48–60/min
	Neugeborene	40–50/min
	Säugling	20–30/min
	Kleinkind	16–25/min
	Schulkind/Jugendlicher/ Erwachsener	12–20/min
Atemgeräusche		Keine
Atemgeruch		Annähernd geruchlos
Sputum		Annähernd keines

Atemveränderungen und mögliche Ursachen

Atemveränderung	Erklärung	Mögliche Ursachen
Atemfrequenz		
Tachypnoe	Beschleunigte Atmung	Anstrengung, Fieber, Herzinsuffizienz, Anämie, Lungenerkrankungen
Bradypnoe	Verlangsamte Atmung	Hirndrucksteigerung, Vergiftung, Stoffwechselentgleisungen
Hyperventilation	Beschleunigte und vertiefte Atmung	Psychogen, ZNS-Erkrankungen
Hypoventilation	Reduzierte Atmung, meist beschleunigt und oberflächlich	Schonatmung, z. B. bei Schmerzen
Apnoe	Atemstillstand	**Sofortige Reanimation!** (→ S. 83)
Atemgeräusche		
Inspiratorischer Stridor	Pfeifen bei meist erschwerter Einatmung	Verengung der oberen Luftwege, z. B. Schwellung, Fremdkörper
Exspiratorischer Stridor	Pfeifen bei meist erschwerter Ausatmung	COPD, Asthma bronchiale
Rasselgeräusche		Verlegung der Atemwege, z. B. Fremdkörper, Schleim

→

Atemveränderungen und mögliche Ursachen		
Atemveränderung	**Erklärung**	**Mögliche Ursachen**
Brodelnde Geräusche		Lungenödem
Giemen und Brummen		COPD, Asthma bronchiale, Lungenemphysem
Atemgeruch		
Azetongeruch	Fruchtig, obstig	Nahrungskarenz, Hunger, diabetisches Koma (→ S. 19)
Ammoniak	Wie Salmiakgeist infolge Eiweißzerfalls	Leberkoma, Urämie
Faulig, stinkend	Gewebszerfall im Atemsystem	Lungen-Ca, Tbc, Lungengangrän
Süßlich, fade	Eitrig	Bakterielle Infekte der Atemwege
Sputum		
Glasig, zäh, fadenziehend		Asthma bronchiale
Zäh, schleimig		Keuchhusten
Eitrig, gelb-grün		Bakterielle Infektion
Weißlicher Schleim		Rauchen
Rotbraun	Blutbeimengungen	Pneumonie, Lungen-Ca
Dünnflüssig, schaumig		Lungenödem
Dreischichtig	Eitrig, flüssig, schaumig	Bronchiektasen

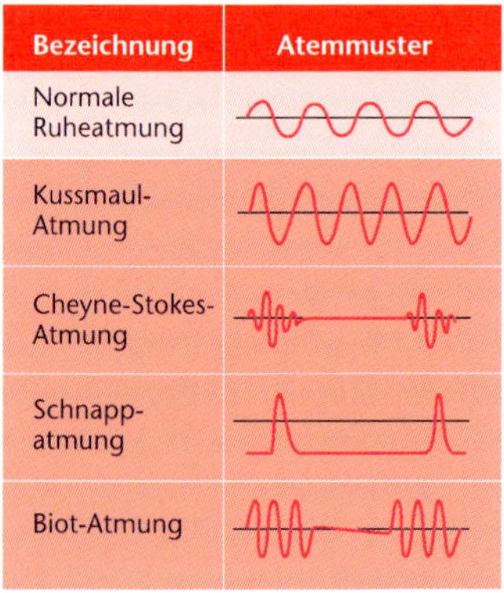

Atemmuster.

◄◄ B

Beratung → Patientenberatung

Bewegung

Bewegungsauffälligkeiten und mögliche Ursachen	
Beobachtung	**Mögliche Ursachen**
Gangbild	
Hinkend	Hüft-, Kniegelenkserkrankungen
Schleppend	Lähmungen
Watschelnd	Fehlbildungen bzw. -stellungen der Füße, der Wirbelsäule oder der Hüften
Aktatisch	ZNS-Erkrankungen, Multiple Sklerose
Trippelnd	Morbus Parkinson
Körperhaltung	
Schonhaltung	Schmerzen, Atemnot
Gebeugt, mit herabhängenden Schultern	Sorgen, Trauer, Depression
Fehlhaltungen, z. B. Hohlkreuz, Rundrücken	Wirbelsäulenveränderungen
Lage	
Schonlage	Schmerzen, Atemnot
Unfähigkeit, flach zu liegen	Atemnot
Unfähigkeit, zum selbstständigen Lagewechsel	Lähmungen, Apoplex

Bewusstseinsstörungen

Störung	Wie äußert sie sich?
Benommenheit	• Verlangsamtes Denken und Handeln • Patient ist orientiert
Somnolenz	• Patient ist weckbar • Kann nur auf einfache Fragen antworten
Sopor	• Keine Reaktion auf Ansprache • Reagiert auf Schmerzreiz gezielt und mit kurzzeitigem Orientierungsversuch
Koma	• Bewusstlosigkeit • Keine Reaktion auf Ansprache • Evtl. Reaktionen auf Schmerzreiz

B

Glasgow-Koma-Skala		
Neurologische Funktion	**(Beste) Reaktion des Patienten**	**Bewertung (Punkte)**
Augen öffnen	Spontan	4
	Auf Ansprechen	3
	Auf Schmerzreiz	2
	Kein Öffnen	1
Verbale Reaktion	Orientiert	5
	Verwirrt, desorientiert	4
	Unzusammenhängende Worte	3
	Unverständliche Laute	2
	Keine verbale Reaktion	1
Motorische Reaktion	Befolgen von Aufforderungen	6
Motorische Reaktion auf Schmerzreize	Gezielte Schmerzabwehr	5
	Ungezielte Schmerzabwehr (so genannte Massenbewegungen)	4
	Beugesynergien (Beugehaltung)	3
	Strecksynergien (Streckhaltung)	2
	Keine motorische Reaktion	1
Punkte addieren: Koma-Score = Maß für Schwere der Bewusstseinsstörung		

Bilanz (Einfuhr/Ausfuhr)

Einfuhr

Dokumentieren:

- Oral zu sich genommene Flüssigkeiten (auch Suppen)
- Infusionen (Kurzinfusionen nicht vergessen!) und Transfusionen
- Flüssigkeiten über Sonden, z. B. über PEG

Gefäße und ihr Fassungsvermögen	
Gefäß	**Fassungsvermögen [ml]**
Tasse	ca. 150
Kaffeepott	ca. 200
Schnabelbecher	ca. 200
Glas	ca. 200
Kaffeekännchen	ca. 300

B

Referenzwerte für die Zufuhr von Flüssigkeit D-A-CH* 2000					
Altersgruppe	Gesamtwasseraufnahme [ml/Tag]	Oxidationswasser [ml/Tag]	Zufuhr durch Getränke [ml/Tag]	Zufuhr durch feste Nahrung [ml/Tag]	Zufuhr durch Getränke und feste Nahrung [ml/kg KG/Tag]
0–4 Monate	680	60	620	0	130
4–12 Monate	1000	100	400	500	110
1–4 Jahre	1300	130	820	350	95
4–7 Jahre	1600	180	940	480	75
7–10 Jahre	1600	230	970	600	60
10–13 Jahre	1800	270	1170	710	50
13–15 Jahre	2150	310	1330	810	40
15–19 Jahre	2450	350	1530	920	40
19–25 Jahre	2700	340	1470	890	35
26–50 Jahre	2600	330	1410	860	35
51–65 Jahre	2250	280	1230	740	30
≥ **65 Jahre**	2250	260	1310	680	30

* Referenzwerte der Deutschen Gesellschaft für Ernährung e. V. (DGE), der Österreichischen Gesellschaft für Ernährung (ÖGE), der Schweizerischen Gesellschaft für Ernährungsforschung (SGE) und der Schweizerischen Vereinigung für Ernährung (SVE)

Ausfuhr

Dokumentieren:

- Urin
- Abfluss über Sonden und Drainagen
- Punktate, z. B. Aszitespunktion

Berücksichtigt werden müssen auch Flüssigkeitsverluste durch:

- Starkes Schwitzen
- Erbrechen
- Diarrhö
- Blutungen

B

Durchführung der Bilanzierung

- Dauer: 24 h, eventuell 12 h oder Zwischenbilanzen nach Arztanordnung
- Bilanzblatt vorbereiten
- In Patientenkurve Bilanzdurchführung vermerken
- Messgefäß für Urin vorbereiten und mit Patientennamen beschriften
- Urinflasche und Toilettenstuhl mit Hinweis auf Bilanzierung beschriften
- Information des Patienten und der Angehörigen
- Ggf. ergänzend zur Bilanz: tägliche Gewichtskontrolle, Kontrolle des ZVD und des Spannungszustandes der Haut
- Beginn: Patient uriniert bzw. DK entleeren, Urin wird nicht mitberechnet
- Ende: Patient uriniert bzw. DK entleeren, Urin mitberechnen
- Bilanz berechnen und ins Dokumentationssystem übertragen

Referenzwerte

Ausgeglichene Bilanz

Einfuhr = Ausfuhr

bzw. Einfuhr um 200–400 ml > Ausfuhr, da Flüssigkeit über Haut und Lunge abgegeben wird.

Abweichungen der Bilanz vom Referenzwert und mögliche Ursachen

Abweichung	Erklärung	Mögliche Ursachen
Positive (Plus +) Bilanz	Einfuhr > Ausfuhr	• Niereninsuffizienz • Nierenversagen
Negative (Minus –) Bilanz	Einfuhr < Ausfuhr	• Gabe von Diuretika

Blutdruck (RR)

Blutdruckmessung

Material	• Blutdruckmanschette mit Manometer • Stethoskop
Durchführung	• Luftleere Manschette 2–3 cm oberhalb der Ellenbeuge anlegen • Aufpumpen bis Puls an A. radialis nicht mehr tastbar + 30 mmHg • Stethoskop an Ellenbeuge (A. brachialis) anlegen • Luft aus Manschette langsam entweichen lassen • 1. hörbarer Ton: systolischer Wert, letzter hörbarer Ton: diastolischer Wert

Typische Messfehler bei der Blutdruckmessung	
Fehlerquelle	**Folge**
Luft zu rasch abgelassen	Falsch niedriger systolischer und falsch hoher diastolischer Wert
Manschette nicht genug aufgepumpt	Falsch niedriger systolischer Wert
Beengende Kleidung am Oberarm nicht entfernt	Falsch niedrige Werte
Manschettenbreite nicht passend zum Armdurchmesser	Bei zu dicken Oberarmen falsch hohe, bei zu dünnen falsch niedrige Werte
Manschette zu locker angelegt	Falsch hohe Werte
Arm über Herzhöhe gelagert	Falsch niedrige Werte
Zu lange gestaut oder Druck zu langsam abgelassen	Falsch hohe Werte

Referenzwerte Blutdruck	
Alter	**Blutdruck [mmHg]**
Frühgeborene 1000–2000 g	45–50 (systolisch)
Neugeborene > 2000 g	70–80 (systolisch)
Säuglinge	65–85 (systolisch)
Kleinkinder	95/60
Schulkinder 6.–9. Lebensjahr	100/60
Schulkinder 9.–12. Lebensjahr	110/70
Jugendliche/Erwachsene	120/80
Ältere Menschen	140/90

Richtige Manschettengröße und -breite ermitteln:
- Breite der Manschette in cm = Oberarmumfang in cm × 0,6–1,2
- Faustregel für Notfall: $^2/_3$ des Oberarms müssen durch Manschette bedeckt sein

B

Abweichungen des Blutdrucks vom Referenzwert und mögliche Ursachen			
Abweichung	**Erklärung**	**Mögliche Ursachen**	**Gefahr**
Hypotonie	Systolisch < 100 mmHg, diastolisch < 60 mmHg	• Konstitutionell • Symptomatisch, z. B. bei Herzinsuffizienz, Herzinfarkt, NNR-Insuffizienz, Fieber • Orthostatisch (bei Wechsel vom Liegen zum Stehen)	**Akuter Kollaps/Schock → S. 71**
Hypertonie	Systolisch > 140 mmHg, diastolisch > 90 mmHg	• Primär (=essentiell): Hypertonie als Primärerkrankung • Sekundär: Hypertonie als Folge anderer Erkrankungen, z. B. renal, endokrin, medikamentös, kardiovaskulär oder neurogen bedingt, Schwangerschaftshypertonie	**Hypertensive Krise:** krisenhafter Blutdruckanstieg auf über 200/120 mmHg mit neurologischen und/oder kardialen Symptomen. Maßnahmen: • Arzt benachrichtigen • Engmaschige Überwachung von Blutdruck, Puls (→ S. 81), Bewusstsein (→ S. 13) • Medikamentgabe nach Arztanordnung

Blutprobe → Laborproben, Gewinnung

Blutzucker

Referenzwerte des Blutzuckers		
	mmol/l	**mg/dl**
Nüchtern	3,9–6,1	70–110
Postpranial (nach Mahlzeiten)	< 7,8	< 140

Umrechnung
1 mmol/l ≙ 18,0182 mg/dl
1 mg/dl ≙ 1/18,0182 mmol/l

D

Abweichungen des Blutzuckers vom Referenzwert		
Abweichung	**Erklärung**	**Gefahr**
Hypo-glykämie	BZ < 2,8 mmol/l bzw. 50 mg/dl	**Hypoglykämischer Schock** Symptome: • Kaltschweißigkeit • Tachykardie • Unruhe • Seh- und Sprachstörungen • Konzentrationsstörungen • Bewusstseinsstörungen bis hin zum Koma Therapie: Glukosegabe
Hyper-glykämie	BZ > 6,7 mmol/l bzw. 120 mg/dl nüchtern	**Coma diabeticum** Symptome: • Azetongeruch der Atmung • Kussmaul-Atmung (→ Abbildung S. 12) • Durst • Übelkeit, Erbrechen • Bewusstseinsstörungen Therapie: Insulingabe (BZ soll max. um 100 mg/dl pro Stunde gesenkt werden, sonst Gefahr eines Hirnödems)

Dehydratationsprophylaxe

Ziel	• Ausreichende Flüssigkeitszufuhr
Risiko-faktoren	• Verringertes Durstempfinden bei älteren und bei verwirrten Patienten • Immobilität: Glas kann nicht erreicht werden, Angst vor Gang zur Toilette • Schluckstörungen • Harninkontinenz: Vermeiden des Harnabgangs • Hoher Flüssigkeitsverlust, z. B. durch Diuretikagabe, Fieber, starkes Schwitzen • Ärztlich angeordnete Flüssigkeitseinschränkung • Bewusstseinsstörungen • Schlecht eingestellter Diabetes mellitus • Schmerzen • Bei Kindern und Säuglingen: große Körperoberfläche

→

D

Maßnahmen	Flüssigkeitszufuhr (täglicher Flüssigkeitsbedarf → S. 15): • Lieblingsgetränke erfragen, von Angehörigen mitbringen lassen • Trinkgefäß griffbereit hinstellen • Regelmäßig zum Trinken ermuntern • Gefäß nicht bis zum Rand füllen • Strohhalm anbieten • Nach Arztanordnung: Infusionstherapie • Durchführen einer Flüssigkeitsbilanz (→ S. 14)

- ◆ Bei vermehrter Flüssigkeitszufuhr auf Dekompensation einer Herzinsuffizienz achten!
- ◆ Bei auftretender akuter Dehydratation (mit plötzlicher Verwirrtheit, Muskelschwäche und -krämpfen, Somnolenz, Schwindel und Tachykardien) Arzt informieren!

Dekubitus

Schweregrade eines Dekubitus

Grad	Merkmale
I	Scharf begrenzte Rötung ohne Hautläsion, die nach Druckentlastung nicht verschwindet; Fingertest zur Feststellung eines Dekubitus Grad I: mit Finger auf gerötete Stelle drücken, Weißfärbung nach Wegnahme des Fingers: kein Dekubitus, bleibende Rotfärbung: Dekubitus Grad I
II	Oberflächenschädigung der Haut: geschlossene oder bereits geöffnete Blase, Gefahr der Infektion
III	Schädigung aller Gewebeschichten; Bänder, Sehnen und auch die Knochenhaut sind sichtbar
IV	Schädigung von Haut und Knochen, Gefahr einer Osteomyelitis

Verbandwechsel → S. 120
Moderne Wundversorgung → S. 131

Dekubitusprophylaxe

Ziel	• Verhinderung eines Dekubitus
Risikofaktoren	• Bettlägerigkeit • Dauerhafter Druck auf Hautgebiete • Eingeschränkte Motorik, z. B. bei Morbus Parkinson, Lähmungen • Durchblutungsstörungen, z. B. bei AVK, Herzinsuffizienz, venöser Stauung • Stoffwechselstörungen, z. B. Diabetes mellitus • Kachexie • Adipositas • Fieber • Mazeration der Haut, z. B. durch Inkontinenz • Medikamente, z. B. Antikoagulantien, Zytostatika
Maßnahmen	• Einschätzen des Dekubitusrisikos anhand Bradenskala • Mobilisation • Druckentlastung durch Bewegungsförderung und regelmäßige Lagewechsel • Einsatz von Lagerungshilfsmitteln, z. B. von Spezialmatratzen • Hautpflege und Hautbeobachtung (→ S. 27, Fingertest → Tab. S. 20) • Ausgewogene Ernährung

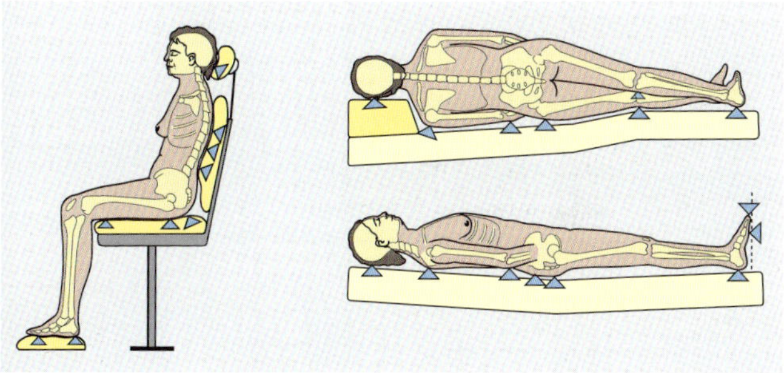

Dekubituslokalisation. [A400-157]

Diarrhö → Stuhlgang

E

EKG

Bipolare Extremitätenableitungen nach Einthoven:
- 1 – re. Fuß – schwarz
- 2 – re. Arm – rot
- 3 – li. Arm – gelb
- 4 – li. Fuß – grün

Unipolare Brustwandableitung nach Wilson (→ Abb. unten)
- V1 – 4. ICR parasternal re.
- V2 – 4. ICR parasternal li.
- V3 – zwischen V2 und V4, auf der 5. Rippe
- V4 – 5. ICR Medioklavikularlinie li. (bei Patientinnen mit großen Brüsten: unter Brustfalte)
- V5 – vordere Axillarlinie Höhe V4 li.
- V6 – mittlere Axillarlinie Höhe V4 li.

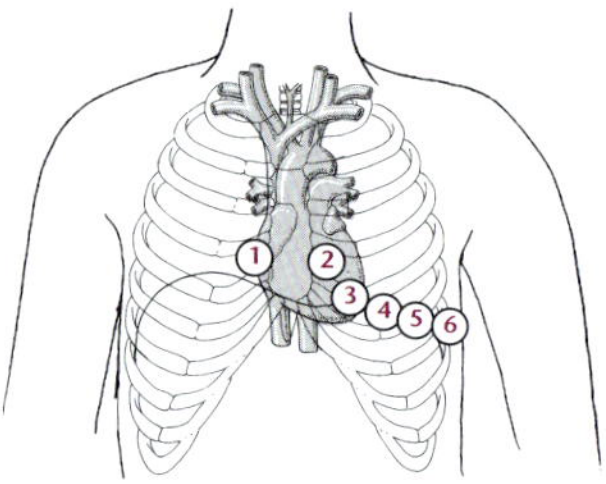

Brustwandableitungen nach Wilson. [L190]

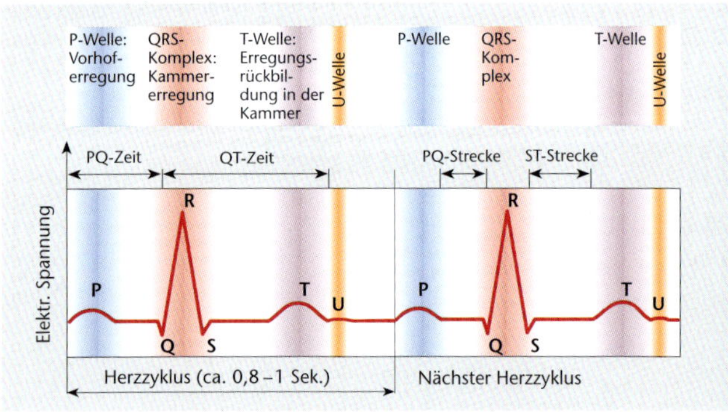

Zacken, Wellen, Strecken und Komplexe im EKG (Ableitung II). [B152]

E

Erbrechen und Erbrochenes

Beobachtungen beim Erbrechen und mögliche Ursachen	
Beobachtung	**Mögliche Ursachen**
Zeitpunkt	
Nüchtern	Schwangerschaft, Alkoholkrankheit
Nach jeder Nahrungsaufnahme	Akute Gastritis
Nach Einnahme von bestimmten Medikamenten bzw. bestimmter Nahrung	Unverträglichkeit
Nach Nahrungsaufnahme bei Säuglingen, schwallartig	Pylorusstenose
Bei Koliken	Akute Pankreatitis, Nierenkolik
Nach Sturz oder Unfall	Möglicher Hinweis auf Schädel-Hirn-Trauma
Farbe	
Grünlich-gallig	Abflusshindernis der Gallengänge, Erbrechen bei nüchternem Magen
Frisches, hellrotes Blut	Blutung aus den oberen Abschnitten des Gastrointestinaltrakts **Die Ursache muss immer abgeklärt werden!**
Braun-schwarz (kaffeesatzartig)	Beimengung von geronnenem Blut, z. B. Ulkusblutung, Magenkarzinom **Die Ursache muss immer abgeklärt werden!**
Beschaffenheit	
Unverdaute Nahrungsreste	Divertikel des Ösophagus, Verengung des Mageneingangs, Verzehr verdorbener Nahrungsmittel, zu hastiges Essen
Angedaute, säuerlich riechende Nahrungsmittel	Störungen der Magenentleerung, z. B. bei Tumoren
Schleimbeimengungen	Gastritis
Koterbrechen (Miserere)	Ileus **Ein Darmverschluss ist ein Notfall – Arzt informieren!**

E

Ernährung

Anmerkung: 1 kcal ≙ 4,185 kJ

Referenzwerte für die Zufuhr von Energie bei Kindern, D-A-CH* 2000: Werte für mittlere körperliche Aktivität				
Alter	w		m	
	[kcal/kg KG]	[kJ/kg KG]	[kcal/kg KG]	[kJ/kg KG]
0–4 Monate	91	380	94	390
4–12 Monate	91	380	90	380
1–4 Jahre	88	370	91	380
4–7 Jahre	78	330	82	340
7–10 Jahre	68	280	75	310
10–13 Jahre	55	230	64	270
13–15 Jahre	47	200	56	230

* Referenzwerte der Deutschen Gesellschaft für Ernährung e. V. (DGE), der Österreichischen Gesellschaft für Ernährung (ÖGE), der Schweizerischen Gesellschaft für Ernährungsforschung (SGE) und der Schweizerischen Vereinigung für Ernährung (SVE)

Täglicher Energiebedarf von Erwachsenen: Energiebedarf = GU × PAL (GU … Grundumsatz; PAL … Physical Activity Level [körperliche Aktivitätsstufe])				
GU				
Alter [Jahre]	w		m	
	[kcal/d]	[MJ/d]	[kcal/d]	[MJ/d]
15–19	1460	6,1	1820	7,6
19–25	1390	5,8	1820	7,6
25–51	1340	5,6	1740	7,3
51–65	1270	5,3	1580	6,6
> **65**	1179	4,9	1410	5,9
PAL	Arbeit bzw. Freizeit			
1,2	Ausschließlich sitzend, liegend: alter, gebrechlicher Mensch			
1,4–1,5	Sitzend mit wenig anstrengender Freizeitaktivität: Büroangestellter			
1,6–1,7	Sitzend, zeitweilig gehend und stehend: Laborant, Kraftfahrer			
1,8–1,9	Überwiegend gehend und stehend: Hausfrau, Pflegefachkraft			
2,0–2,4	Körperlich anstrengende berufliche Arbeit: Bauarbeiter, Leistungssportler			

Ernährung, parenterale → Infusionen

E

Ernährungszustand

Bestimmung des Körpergewichts	
Wann?	• Bei Aufnahme des Patienten • Verlaufskontrollen nach Anordnung
Zu beachten:	• Immer die gleiche Waage • Immer zur gleichen Tageszeit, am besten morgens nüchtern • Immer die gleiche Kleidung (Säuglinge unbekleidet) • Immer vorher die Harnblase entleeren lassen

Bestimmung der Körpergröße	
Wann?	• Bei Aufnahme des Patienten
Zu beachten:	• Wenn möglich vorhandene Messlatte benutzen • Patienten ohne Schuhe mit Rücken zur Wand aufstellen lassen • Maßschenkel auf Scheitel des Patienten legen • Ablesen der Größe, nachdem Patient von der Wand weggetreten ist

Body-Mass-Index (BMI)

Berechnung

$$\text{BMI } [\text{kg/m}^2] = \frac{\text{Gewicht [kg]}}{\text{Größe } [\text{m}^2] \times \text{Größe } [\text{m}^2]}$$

Referenzwerte

Referenzwert BMI = 18,5–24,9 kg/m²

Abweichungen des Ernährungszustandes und mögliche Ursachen

Abweichung	Erklärung	Mögliche Ursachen
Kachexie	BMI < 16 kg/m²	• Magersucht • Tumorerkrankung • Alkoholkrankheit • Altersbedingt
Untergewicht	BMI < 18,5 kg/m²	
Übergewicht (Präadipositas)	BMI = 25–29,9 kg/m²	
Adipositas	BMI > 30 kg/m²	• Fehlernährung • Genetische Disposition • Hormonelle oder stoffwechselbedingte Funktionsstörungen

F

Freiheitsentziehende Maßnahmen

Das Wichtigste zur Fixierung	
Rechtliche Situation	• Nach § 1906 BGB • Mechanische Vorrichtungen (Bettgitter, Bauchgurt) oder auch Medikamente (Beruhigungsmittel) sind unterbringungsähnliche Maßnahmen
Grundsätzliches	• Vorher andere Maßnahmen prüfen
Nur durchzuführen bei	• Einwilligung des Patienten • Konkreter Selbstgefährdung • Fremdgefährdung greift das Unterbringungsgesetz
Genehmigung	• Kurzfristige Maßnahmen verlangen keine Genehmigung • Freiheitsbeschränkung über einen längere Zeitraum bedarf der Genehmigung des Vormundschaftsgerichts
Bei Anlage eines Bauchgurts	• Seitliche Rückhaltevorrichtungen (Seitenbefestigung) anbringen • Nur in Betten mit seitlichen Gittern, diese hochstellen • Zusätzlich Fixierung von einem Arm oder Bein • Regelmäßige Patientenbeobachtung
Zu beachten	• Bei sehr unruhigen Patienten Kollegen zur Hilfe holen • Trotzdem: Intimsphäre des Patienten soweit wie möglich wahren • Fixiergurte nicht zu straff und nicht zu locker anlegen, evtl. abpolstern • Mind. $^1/_2$-stündliche Kontrolle des körperlichen und psychischen Zustandes des Patienten • Ebenfalls: Kontrolle der Fixiergurte auf Festigkeit und Spielraum für Extremitäten (Verletzungsgefahr) • Präzise Dokumentation des Vorfalls, der zur Fixierung führte und der Dauer der Fixierung

Gewicht → Ernährungszustand

Größe → Ernährungszustand

H

Hautveränderungen

Veränderungen der Haut und mögliche Ursachen	
Veränderungen	**Mögliche Ursachen**
Hautfarbe	
Rötung	Fieber, Allergie, direktes Trauma, Alkoholkonsum, Dekubitus Grad I (Dekubitusprophylaxe → S. 21)
Zyanose (Blaufärbung)	Herz-Lungen-Erkrankungen, kalte Umgebung
Blässe	Anämie, Schock
Ikterus (Gelbfärbung)	Leberzirrhose, Verschluss des Gallenganges Verlauf: zuerst Skleren, dann ganze Haut
Marmorierung	Durchblutungsstörungen, Schock, beim Sterbenden
Hautzustand	
Blasen	Dekubitus, Verbrennung, Herpes
Läsionen	Diabetisches Gangrän, Ulcera, Intertrigo zwischen Hautfalten, Dekubitus
Trocken	Unzureichende Hautpflege, Flüssigkeitsmangel, Neurodermitis, Psoriasis
Feucht	Hyperthyreose, Adipositas, vegetative Störungen
Hautturgor	
Vermindert	Exsikkose, Fehlernährung Test: Abheben einer Hautfalte, diese bleibt stehen
Erhöht	Ödeme Test: mit dem Finger leichten Druck ausüben, Entstehen einer Delle, die sich nur langsam wieder zurückbildet
Haare	
Haarausfall	Nebenwirkung von Zytostatika, hormonell bedingt
Infektionen	Läuse
Zunge	
Belegt	Grippe, Magen-Darm-Erkrankungen
Trocken	Exsikkose, Fieber, Durst
Ledern	Urämie
Glatt, rot, trocken	Eisenmangel
Glatt, lackiert	Vitamin-B_{12}-Mangel
Himbeerzunge	Scharlach

→

Veränderungen der Haut und mögliche Ursachen	
Veränderungen	**Mögliche Ursachen**
Zunge	
Übergroß, gefurcht	Akromegalie, Down-Syndrom
Weiß belegt	Soor
Mundschleimhaut	
Weißlich belegt	Pilzbefall
Blutungen	Gerinnungsstörungen, Entzündungen
Trocken	Nebenwirkung bestimmter Medikamente
Nägel	
Uhrglasnägel	Herz-Lungen-Erkrankungen
Weißlich, mit Rillen	Pilz
Blaufärbung	Durchblutungsstörungen, Hämatom
Spröde, brüchig	Eisenmangel, Pilz

Herzerkrankungen – Beratung

Patientenberatung allgemein → S. 76

Grundsätzliche Fragen zur Patientenberatung bei Herzerkrankungen
Welches Wissen hat der Patient bereits über seine Erkrankung?
- Auf Vorwissen aufbauen
- Weitere Informationsmaterialien anbieten

Wie erklärt sich der Patient die Ursachen für seine Herzerkrankung?
- Einbeziehung subjektiver Krankheitserklärungsmodelle (was hat die Herzerkrankung ausgelöst, z. B. Stress im beruflichen oder familiären Kontext, Lebensweise)
- Eigene Erklärungen können Motivation für Umstellung der Lebensgewohnheiten sein

Welche Lebensgewohnheiten können umgestellt werden?
- Mit Patienten überlegen, welche Lebensgewohnheiten risikobehaftet sind
- Die Änderung welcher Lebensgewohnheiten würde einfach fallen, welche schwerer, welche sind überhaupt nicht vorstellbar?

Wie können Angehörige und Freunde den Patienten unterstützen?
- Einbeziehung von Angehörigen und Freunden
- Termine ausmachen, z. B. für Ernährungsberatung

Was kann den Patienten zusätzlich unterstützen?
- Information über Selbsthilfegruppen, Koronarsportgruppen, Deutsche Herzstiftung

Beratung zu Faktoren, die die Herzerkrankung beeinflussen können	
Faktor	**Patientenberatung**
Ernährung	• Reduzierung tierischer Fette • Ballaststoffreiche Ernährung • Salzarme Kost • → S. 24
Gewicht	• Normalisieren des Gewichts (→ S. 25)
Nikotin	• Aufklärung hinsichtlich der Wirkungen des Nikotins • Welche Bedeutung hat das Rauchen für den Patienten? • Gab es Versuche damit aufzuhören? • Könnte er sich eine Nikotinentwöhnung zum jetzigen Zeitpunkt vorstellen?
Stress	• Gibt der Patient Stress als Auslösefaktor seiner Erkrankung an? • Besteht die Möglichkeit, stressauslösende Faktoren zu beseitigen? • Welche Stressbewältigungsmechanismen setzt der Patient ein? • Ist der Patient bereit, neue Bewältigungsmechanismen, z. B. Autogenes Training, Yoga zu erlernen? → S. 103
Bewegung	• Treibt der Patient Sport? • Was könnte ihm Freude machen: Spazieren gehen, Schwimmen, Wandern, Fahrrad fahren? • Hinweis auf Wichtigkeit von Bewegung, z. B. Benutzung von Treppen statt Aufzug • Hinweis auf Wichtigkeit von Ruhezeiten
Partnerschaft/ Sexualität	• Spricht Patient Ängste in Bezug auf Partnerschaft/ Sexualität an? • Hat er Angst vor Medikamentennebenwirkungen, z. B. Störungen von Libido und Potenz? • Mut machen, diese Themen auch mit Arzt zu besprechen • Beratung auch in ambulanter Herzgruppe oder in psychologischen Beratungsstellen

H

Hygieneregeln

Kontamination → S. 68

Hygienegerechtes Verhalten	
Händewäsche	• Vor Arbeitsbeginn • Vor Essenszubereitung und -verteilung • Nach Toilettenbenutzung • Nach Naseputzen • Zur Säuberung, nicht zur Keimabtötung
Hygienische Händedesinfektion	• Vor Patientenkontakt • Vor aseptischen Tätigkeiten • Nach Kontakt mit potentiell infektiösen Materialien • Nach Patientenkontakt • Nach Kontakt mit Oberflächen in unmittelbarer Umgebung des Patienten
Unsterile Einmalhandschuhe	• Bei möglichem Kontakt mit Blut, Ausscheidungen, Sekreten
Sterile Einmalhandschuhe	• Zur Einhaltung steriler Bedingungen, z. B. beim Verbandwechsel, beim Katheterlegen

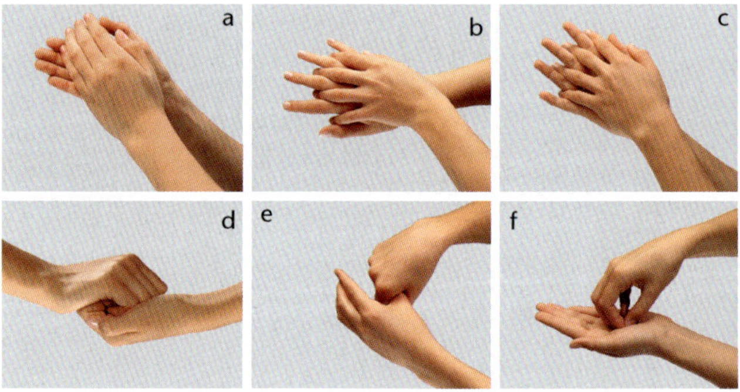

Hygienische Händedesinfektion (Standardeinreibeverfahren nach Euro-Norm 1500). Nach Durchführung aller Schritte wieder beim ersten Schritt beginnen, bis die angegebene Einwirkzeit von 30 s erreicht ist. Darauf achten, dass die Hände während der Einreibezeit feucht bleiben. [U120]

Neue wissenschaftliche Erkenntnisse belegen, dass eine eigenverantwortliche Einrebemethode gegenüber dem Standardeinreibeverfahren von Vorteil ist:

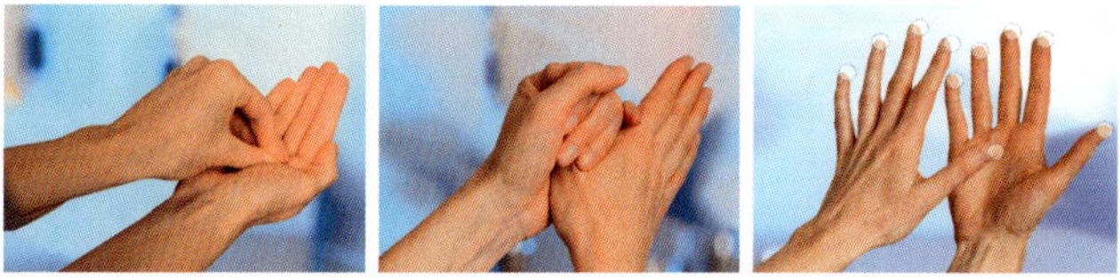

Dabei wird ausreichend Händedesinfektionsmittel in die trockene hohle Hand gegeben, so dass alle Areale der Hände satt mit dem Präparat benetzt werden können. Das Händedesinfektionsmittel wird sorgfältig über 30 s in die Hände eingerieben. Wichtig ist, dass alle Hautpartien erfasst werden. Fingerkuppen und Daumen (Abbildungen links und Mitte) sind hierbei von besonderer Bedeutung, da sie am häufigsten in direktem Kontakt mit Patienten und potenziell verkeimten Oberflächen kommen. An den Fingerkuppen findet sich zudem die höchste Keimdichte im Vergleich mit anderen Handpartien (Abbildung rechts). [U120]

H

Übertragbare Krankheiten, ihr Übertragungsweg und zu beachtende Hygienemaßnahmen		
Infektion/ Krankheit	**Übertragungsweg**	**Hygienemaßnahmen**
Hepatitis B und C	• Blut • Blutprodukte • Körpersekrete • Während der Schwangerschaft	• Seperate Toilette/Waschbecken • Mit Blut kontaminierte Wäsche bzw. Verbandsmaterialien sowie Kanülen gesondert entsorgen • Blutproben als infektiös kennzeichnen
HIV/AIDS	• Blut • Körpersekrete • Muttermilch • Während der Schwangerschaft	• Regelmäßig Bad und Toilette desinfizieren • Bei Neubelegung übliche Schlussdesinfektion • Blutproben als infektiös kennzeichnen • Schutz immungeschwächter HIV-Patienten vor zusätzlichen Infektionen durch Personal, Mitpatienten, Besucher
Influenza: saisonale Grippe, Neue Influenza Typ A/ H1N1 (sog. Schweinegrippe)	• Tröpfchen • Über kontaminierte Gegenstände	• Personal sollte geimpft sein • Isolierung möglichst mit Schleusenfunktion, Patienten mit gleichem Erregertyp können zusammen untergebracht werden • Mund-Nasen-Schutz vor Betreten des Zimmers • Schutzkittel und Einweghandschuhe in Schleuse bzw. Zimmer anziehen • Händedesinfektion nach Patientenkontakt, Kontakt mit erregerhaltigem Material, nach Ablegen der Handschuhe • Tägliche Wischdesinfektion der Kontaktflächen • Transport: Mund-Nasen-Schutz für Patienten
Noroviren	• Fäkal-oral • Tröpfchen • Über kontaminierte Lebensmittel bzw. kontaminiertes Wasser	• Isolierung • Einhalten der Händedesinfektionsregeln • Bei engem Kontakt zum Patienten: Tragen eines Schutzkittels • Tägliche Wischdesinfektion der Kontaktflächen • Transporte minimieren

→

Übertragbare Krankheiten, ihr Übertragungsweg und zu beachtende Hygienemaßnahmen

Infektion/ Krankheit	Übertragungsweg	Hygienemaßnahmen
MRSA	• Luft (Tröpfcheninfektion) • Staub • Haut • Verunreinigte Gegenstände	• Räumliche Isolierung des Patienten, möglichst mit eigener Nasszelle und Vorraum zur Schleusenfunktion • Striktes Einhalten der Händedesinfektionsregeln • Vor Betreten des Raumes: Anziehen von Einmalhandschuhen, beim Betreten: Anlegen von Mund-Nasen-Schutz und Schutzkittel • Einmalhandschuhe und Mundschutz im Raum bzw. Vorraum entsorgen • Schutzkittel im Raum bzw. Vorraum belassen und am Ende der Schicht entsorgen • Einweisung von Besuchern und stationsfremdem Personal • Transporte und Verlegungen sind zu vermeiden, Untersuchungen möglichst im Patientenzimmer durchführen • Bei Transport: wenn möglich unmittelbar vorher antiseptisches Baden oder Waschen inklusive Haarwäsche, frische Bett- und Körperwäsche oder Abdeckung, Patienten mit nasopharyngealer Besiedlung müssen Mund-Nasen-Schutz tragen, Personal bei Kontakt Kittel und Handschuhe, nach Transport alle Kontaktflächen des Transportgerätes desinfizieren • Mind. einmal täglich Wischdesinfektion der patientennahen Bereiche, z. B. Bettgestell, Nachttisch, Türgriffe, Nasszelle • Alle Kontaktflächen (z. B. EKG-Elektroden, Ultraschallköpfe) vor Entfernen aus dem Zimmer desinfizieren • Thermometer, Blutdruckmanschetten, Stethoskope patientenbezogen benutzen; nach Gebrauch desinfizieren • Routinemäßiges Reinigen des Geschirrs • Wäsche und Textilien des Patienten im Raum bzw. Vorraum sammeln und entsorgen • Abfälle als Abfälle der Gruppe B entsorgen

Impfungen

Impfkalender nach den Empfehlungen der Ständigen Impfkommission am Robert-Koch-Institut (Stand 2009)

Impfstoff/ Antigen-kombination (Erkrankung)	Alter in vollendeten Monaten						Alter in vollendeten Jahren				
	Geburt	2	3	4	11–14	15–23[a]	5–6[a]	9–11[a]	12–17[a]	ab 18	≥ 60
T* (Tetanus)		1.	2.	3.	4.		A	A		A******	
D/d* [b] **(Diphtherie)**		1.	2.	3.	4.		A	A		A******	
aP/ap* (Pertussis)		1.	2.	3.	4.		A	A		A*******	
Hib* (Haemophilus influenzae Typ b)		1.	2.[c]	3.	4.						
IPV* (Polio)		1.	2.[c]	3.	4.			A			
HB* (Hepatitis B)	[d]	1.	2.[c]	3.	4.			G			
Pneumokokken**		1.	2.	3.	4.						S
Meningokokken					1.[e] ab 12 Monate						
MMR* (Masern, Mumps, Röteln)**					1.	2.					
Varizellen***					1.	2.					
Influenza****											S
HPV*****									SM		

A Auffrischungsimpfung

G Grundimmunisierung aller noch nicht geimpften Jugendlichen bzw. Komplettierung eines unvollständigen Impfschutzes

S Standardimpfungen mit allgemeiner Anwendung = Regelimpfung

SM Standardimpfung für Mädchen

[a] Zu diesen Zeitpunkten sollte der Impfstatus unbedingt überprüft und ggf. vervollständigt werden.

[b] Ab einem Alter von 5 bzw. 6 Jahren wird zur Auffrischimpfung ein Impfstoff mit reduziertem Diphtherietoxoid-Gehalt (d) verwendet.

c)	Bei monovalenter Anwendung bzw. bei Kombinationsimpfstoffen ohne Pertussiskomponente kann diese Dosis entfallen.
d)	Ggf. postexpositionelle Hepatitis-B-Prophylaxe bei Neugeborenen von HBsAg-positiven Müttern bzw. von Müttern mit unbekanntem HBsAg-Status.
e)	Zur Möglichkeit der Koadministration von Impfstoffen sind die Fachinformationen zu beachten.
*	Abstände zwischen den Impfungen der Grundimmunisierung mindestens 4 Wochen; Abstand zwischen vorletzter und letzter Impfung der Grundimmunisierung mindestens 6 Monate.
**	Generelle Impfung gegen Pneumokokken für Säuglinge und Kleinkinder bis zum vollendeten 2. Lebensjahr mit einem Pneumokokken-Konjugatimpfstoff; Standardimpfung für Personen $\geq$ 60 Jahre mit Polysaccharid-Impfstoff; Wiederholungsimpfung im Abstand von 5 Jahren nur bei bestimmten Indikationen.
***	Mindestabstand zwischen den Impfungen 4 bis 6 Wochen.
****	Jährlich mit dem von der WHO empfohlenen Impfstoff.
*****	Grundimmunisierung mit 3 Dosen für alle Mädchen im Alter von 12 bis 17 Jahren.
******	Jeweils 10 Jahre nach der letzten vorangegangenen Dosis.
*******	Alle Erwachsenen sollen die nächste fällige Td-Impfung einmalig als Tdap (bei entsprechender Indikation als Tdap-IPV)-Kombinationsimpfung erhalten.

Auffrisch- und Nachimpfungen für Erwachsene und Indikationsimpfungen für alle Altersgruppen nach den Impfempfehlungen der Ständigen Impfkommission am Robert-Koch-Institut (2009). Alle genannten Impfungen sind Aktivimpfungen.

Erkrankung	Kategorie*	Auswahl Indikationen, z. B. Reiseziel oder Personengruppe
Cholera	R	Auf Verlangen des Ziel- oder Transitlandes
Diphtherie	S, A, P	Inkomplette Grundimmunisierung, Auffrischung, regionale Ausbrüche, Reisen in Endemiegebiete
FSME	I, B, R, P	Aufenthalt in Gefährdungsgebieten, berufliche Gefährdung (z. B. Forstarbeiter, Jäger)
Gelbfieber	R, B	Aufenthalt in Gelbfieber-Infektionsgebieten
Hib (Haemophilus influenzae Typ b)	I, P	Zustand nach Milzentfernung, für Kinder allgemein empfohlen

→

Auffrisch- und Nachimpfungen für Erwachsene und Indikationsimpfungen für alle Altersgruppen nach den Impfempfehlungen der Ständigen Impfkommission am Robert-Koch-Institut (2009). Alle genannten Impfungen sind Aktivimpfungen.		
Erkrankung	**Kategorie***	**Auswahl Indikationen, z. B. Reiseziel oder Personengruppe**
Hepatitis A, Hepatitis B	I, B, P, R	Gefährdete Personen (z. B. medizinisches Personal, Personen mit Hämophilie, chronischen Lebererkrankungen, homosexuell aktive Männer), ggf. Aufenthalt in Gebieten mit hoher Durchseuchung, regionale Krankheitsausbrüche (Hepatitis A) bzw. Zustand nach Exposition (Hepatitis B), Hepatitis B für Kinder allgemein empfohlen
Humane Papillomviren (HPV)		Impfung für Frauen auch außerhalb des empfohlenen Zeitraums nach Nutzen-Risiko-Abwägung
Influenza	S, I, B	Ältere oder durch Vorerkrankungen oder Beruf besonders gefährdete Personen, bei (drohenden) Epidemien
Masern	B, P	Beruflich Gefährdete (z. B. medizinisches Personal, Personal in Kindergärten), für Kinder allgemein empfohlen
Meningokokken-Infektion	I, B, R, P	Patienten mit Immundefekten, besonders Gefährdete, z. B. Entwicklungshelfer, bei Krankheitsausbrüchen
Mumps	B, P	→ Masern
Pertussis	B, P	→ Masern, Frauen mit Kinderwunsch präkonzeptionell
Pneumokokken-Infektion	S, I	Ältere oder durch Vorerkrankungen besonders gefährdete Menschen, z. B. Patienten nach Milzentfernung, Frühgeborene
Poliomyelitis (Kinderlähmung)	S, I, B, P	Inkomplette Grundimmunisierung; bei besonderer beruflicher Gefährdung, Reisen oder regionalen Ausbrüchen. Eine Auffrischimpfung für Erwachsene mit ≥ 4 dokumentierten Impfungen wird nicht mehr empfohlen.

→

Auffrisch- und Nachimpfungen für Erwachsene und Indikationsimpfungen für alle Altersgruppen nach den Impfempfehlungen der Ständigen Impfkommission am Robert-Koch-Institut (2009). Alle genannten Impfungen sind Aktivimpfungen.		
Erkrankung	**Kategorie***	**Auswahl Indikationen, z. B. Reiseziel oder Personengruppe**
Röteln	I, B, P	Gefährdete Personen (z. B. Personal in Kindergärten), nicht-immune Frauen mit Kinderwunsch, für Kinder allgemein empfohlen
Tetanus	S, A, P	Inkomplette Immunisierung, Auffrischung; bei Verletzungen
Tollwut	B, R, P	Kontakt mit tollwutverdächtigen Tieren, besondere Gefährdung durch Beruf (z. B. Tierärzte, Jäger) oder Reise
Typhus	R	Reisen in Endemiegebiete
Windpocken	S, I, B, P	Besonders gefährdete Personen (z. B. Immundefekt), nicht-immune Jugendliche oder Frauen mit Kinderwunsch, erhöhte berufliche Gefährdung

*

S Standardimpfung mit allgemeiner Anwendung = Regelimpfung
A Auffrischimpfung
B Impfung aufgrund einer erhöhten beruflichen Gefährdung
I Indikationsimpfung bei erhöhter Gefährdung (nicht beruflich), auch zum Schutz Dritter
R Reiseimpfung (die Impfindikation ergibt sich aus dem Reiseziel)
P Postexpositionelle Prophylaxe oder andere Maßnahmen der spezifischen Prophylaxe (Immunglobulingabe oder Chemoprophylaxe)

Infektionskrankheiten → Hygieneregeln

Infusionen

ZVD → S. 138

Infusionslösungen, ihre Indikation und zu beachtende Besonderheiten

Infusionslösungen	Indikation	Besonderheiten
Elektrolytlösungen, z. B. Ringer, NaCl-Lösung	• Zufuhr von Flüssigkeit • Zufuhr von Elektrolyten • Als Träger für andere Infusionskonzentrate und Medikamente	• Infusionsgeschwindigkeit: max. 5 ml/kg Körpergewicht je h
Kohlenhydratlösungen, z. B. Glukose	• Zufuhr von Kalorien • Therapie bei Hypoglykämie (→ S. 19) • Als Träger für andere Infusionskonzentrate oder Medikamente	• Engmaschige Kontrolle des Blutzuckers (→ S. 18) • Nicht zusammen mit Blutkonserven über gleichen peripheren Zugang oder über gleiches Lumen des zentralen Zugangs • Höhere Konzentrationen nur über zentralen Zugang • Infusionsgeschwindigkeit: max. 1,25–5 ml/kg Körpergewicht je h
Fettlösungen, z. B. Lipofundin®, Intralipid®	• Deckung des Bedarfs an Energie und Fettsäuren	• Regelmäßige Kontrolle der Blutwerte • Auf Unverträglichkeitsreaktionen achten, z. B. Fieber, Schüttelfrost
Aminosäuren, z. B. Aminosteril®, Amino hepar®	• Deckung des Eiweißbedarfs • Partielle parenterale Ernährung	• Wichtig: gleichzeitige Kohlenhydratzufuhr! • Infusionen lichtgeschützt lagern
Plasmaexpander, z. B. Voluven®, HAES®	• Therapie und Prophylaxe bei Volumenmangel	• Überwachung von RR (→ S. 16), Puls (→ S. 81), Atmung (→ S. 11) und Bewusstsein (→ S. 13), da Gefahr von Volumenüberlastung und Allergien

Für die Art der Infusionsgabe (peripher- oder zentralvenös) ist die Osmolarität maßgebend	
Lebensalter	**Maximale Osmolarität für periphere Infusion [mosmol/l]**
Kind	600
Erwachsener	800–850

Energiegehalt und Osmolarität von Infusionslösungen

Infusionslösung	Beispiel	Energiegehalt [kJ (kcal)/l]	Osmolarität [mosm/l]	Periphere Gabe möglich*
Aminosäuren				
Aminosäuren 5 %	Aminopäd® 5 %	850 (200)	395	+
Aminosäuren 10 %	Aminoven® 10 %	1680 (400)	990	–
Aminosäuren 15 %	Intrafusin® 15 %	2550 (600)	1300	–
Aminosäuren 12,5 % + Elektrolyte	Aminoplasmal® 12,5 % E	2095 (500)	1250	–
Kohlenhydrate				
Glukose 5 %	Glucose 5 %	840 (200)	280	+
Glukose 10 %	Glucose 10 %	1680 (400)	560	+
Glukose 20 %	Glucose 20 %	3360 (800)	1110	–
Glukose 40 %	Glucosteril® 40 %	6720 (1600)	2220	–
Glukose 50 %	Glucosteril® 50 %	8400 (2000)	2775	–
Glukose 70 %	Glucosteril® 70 %	12000 (2800)	3885	–
Glukose 25 % + Elektrolyte	Glucose 25 mit Elektrolyten	4185 (1000)	1590	–
Glukose 37,5 % + Elektrolyte	Glucose 37,5 mit Elektrolyten	6280 (1500)	2290	–
Fette				
Fett 10 %	Lipofundin® MCT 10 %	4500 (1060)	345	+
Fett 20 %	ClinOleic® 20 %	8400 (2000)	380	+

→

Energiegehalt und Osmolarität von Infusionslösungen				
Infusionslösung	**Beispiel**	**Energiegehalt [kJ (kcal)/l]**	**Osmolarität [mosm/l]**	**Periphere Gabe möglich***
Kombinationspräparate				
Aminosäuren 3,5 % + Xylit + Elektrolyte	Periplasmal® 3,5 % XE	1425 (340)	820	(+)
Aminosäuren 5 % + Glukose 12 %	Aminomix® Novum	2860 (680)	1160	–
Aminosäuren 2,2 % + Glukose 8 % + Fett 2 % + Elektrolyte	OliClinomel® 2,2 % GF-E	2550 (610)	750	+
Aminosäuren 3,4 % + Glukose 12 % + Fett 4 % + Elektrolyte	OliClinomel® 3,4 % GF-E	4250 (1015)	1160	–
Aminosäuren 4,0 % + Glukose 16 % + Fett 4 % + Elektrolyte	OliClinomel® 4 % GF-E	5025 (1200)	1450	–
Osmotherapeutika				
Mannitol 10 %	Mannitol-Infusionslösung 10 %	0	550	+
Mannitol 15 %	Mannitol-Infusionslösung 15 %	0	825	–
Mannitol 20 %	Mannitol-Infusionslösung 20 %	0	1100	–
Kolloide				
Gelatine 35 %	Haemaccel® 35	0	300	+
HES (HAES) 10 %	Haemofusin® 10 %	0	310	+
Humanalbumin 5 %	Humanalbin®	0	310	+

→

Energiegehalt und Osmolarität von Infusionslösungen				
Infusionslösung	**Beispiel**	**Energiegehalt [kJ (kcal)/l]**	**Osmolarität [mosm/l]**	**Periphere Gabe möglich***
Kristalloide				
Ringer-Laktat	Ringer-Lactat-Lösung	0	280	+
Ringer	Ringer-Lösung	0	310	+
Voll-Elektrolyt-Lsg. + Glukose 5 %	Jonosteril® D 5	840 (200)	570	+
2/3-Elektrolyt-Lsg.	Jonosteril® Na 100	0	250	+
2/3-Elektrolyt-Lsg. + Glukose 5 %	Jonosteril® Na 100 mit Glucose	840 (200)	530	+
1/2-Elektrolyt-Lsg.	Normofundin® OP	0	210	+
1/2-Elektrolyt-Lsg. + Glukose 5 %	Tutofusin® H G5	840 (200)	430	+
1/3-Elektrolyt-Lsg. + Glukose 5 %	Deltajonin® BG	840 (200)	400	+
Elektrolyt-Lsg. kaliumfrei	Isotonische Kochsalzlösung 0,9 %	0	310	+
Pädiatrische Lösung bis zum 3. Lebensjahr	Deltajonin® päd I N	840 (200)	400	+
Pädiatrische Lösung ab dem 3. Lebensjahr	Deltajonin® päd II N	840 (200)	460	+
Pädiatrische kaliumfreie Lösung für den intraoperativen Bedarf	Deltajonin® päd OP G5	840 (200)	490	+

→

Energiegehalt und Osmolarität von Infusionslösungen				
Infusionslösung	**Beispiel**	**Energiegehalt [kJ (kcal)/l]**	**Osmolarität [mosm/l]**	**Periphere Gabe möglich***
Pufferlösungen				
Natriumbikarbonat 4,2 %	Natriumhydrogencarbonat 4,2 %	0	1000	–
Natriumbikarbonat 8,4 %	Natriumhydrogencarbonat 8,4 %	0	2000	–

* Alle Infusionen können prinzipiell zentralvenös (über ZVK oder Port) infundiert werden.

+ = geeignet

(+) = für die meisten Pat. geeignet

– = nicht geeignet

Übernahme mit freundlicher Genehmigung aus v. Hintzenstern: Infusion, Transfusion und parenterale Ernährung. 3. A. Elsevier/Urban & Fischer 2004; modifiziert durch Dr. Markus Zieglmeier, Olching (2009).

Gilt für alle Infusionen

- Lösungen müssen klar sein
- Behälter unbeschädigt
- Packungsbeilagen beachten, besonders hinsichtlich Inkompatibilitäten mit Parallelinfusionen und Medikamentenzusätzen
- Zur vollständigen parenteralen Ernährung gibt es Komplettlösungen mit Aminosäuren, Kohlenhydraten, Elektrolyten und teilweise Fettlösungen, z. B. Clinomel, Oligoclinomel – Doppelkammerbeutel erst vor unmittelbarem Gebrauch mischen!
- Bei Infusionstherapie auf Bilanz (→ S. 14) achten

Richten einer Infusion	
Material	• Infusionsflasche oder -beutel mit Aufhängevorrichtung • Infusionsbesteck • Infusionsständer • Bei Bedarf: Mehrfachverbindungsleitungen, Dreiwegehähne • Desinfektionsmittel

→

Richten einer Infusion	
Durchführung	• Infusion überprüfen (keine Trübung, keine Kristallisation, Ablaufdatum) • Händedesinfektion • Verschlussabdeckung entfernen • Dorn des Infusionsbestecks in Verschlussgummi stecken • Durchflussregler schließen • Flasche aufhängen • Tropfkammer durch Komprimieren zu $^2/_3$ füllen • Bei Glasflaschen: Belüftungsventil öffnen, bei Weichplastikflaschen bzw. -beutel: Belüftungsventil geschlossen lassen • Durchflussregler öffnen • Infusionsschlauch blasenfrei füllen • Durchflussregler schließen
Zumischen von Medikamenten	• Packungsbeilage des Medikamentes beachten: welche Trägerlösung wird empfohlen • Verschlussstopfen der Infusion desinfizieren • Medikament einspritzen, dabei auf Überdruck achten (ggf. direkt nach dem Einspritzen Luft aus Infusionsflasche aspirieren) • Kontrollieren: Ausflockung, Kristallisierung, Trübung → Infusion verwerfen! • Beschriften der Infusion mit Name, Konzentration und Menge des zugesetzten Medikaments, Name des Patienten und Zeitpunkt der Lösungsherstellung • Lichtempfindliche Medikamente, z. B. Vitaminzusätze, schützen (lichtdichter Überzug und Infusionsbesteck)

Rechtliche Situation

- Arzt: Anordnungs- und Gesamtverantwortung, Delegation der Vorbereitung, Durchführung und Überwachung an Pflegende mit entsprechender Handlungskompetenz möglich
- Pflege: Durchführungsverantwortung

Infusionsgeschwindigkeit

Grundlage

- 1 ml ≙ 20 Tropfen
- 1 Tropfen/min = 3 ml/h

1. Gegeben:	Gesucht:
• Gesamtinfusionsmenge	• Tropfenzahl/min
• Infusionsdauer	• Infusionsmenge in ml/h

Rechnung

$$\frac{\text{Infusionsmenge in ml} \times 20\ \text{Tropfen/ml}}{\text{Infusionsdauer in h} \times 60\ \text{min/h}} = \frac{\text{Gesamttropfenzahl}}{\text{Infusionsdauer in min}} = \frac{\text{Tropfen}}{\text{min}}$$

2. Gegeben	Gesucht
• Tropfenzahl/min	• Infusionsdauer
• Gesamtinfusionsmenge	

Rechnung

$$\text{Einlaufzeit in h} = \frac{\text{Infusionsmenge in ml} \times 20\ \text{Tropfen/ml}}{\text{Tropfenzahl/min} \times 60\ \text{min/h}}$$

$$\text{Einlaufzeit in min} = \frac{\text{Infusionsmenge in ml} \times 20\ \text{Tropfen/ml}}{\text{Tropfenzahl/min}}$$

Injektionen

Verschiedene Injektionsarten	
Injektionsart	**Gewebe/Struktur**
Intrakutan (i. c.)	Haut
Subkutan (s. c.)	Unterhaut (Subkutis)
Intramuskulär (i. m.)	Muskel
Intravenös (i. v.)	Vene
Intaarteriell (i. a.)	Arterie
Intrakardial	Herzmuskel
Intraartikulär	Gelenk
Intrathekal	Liquorraum

Subkutane Injektion

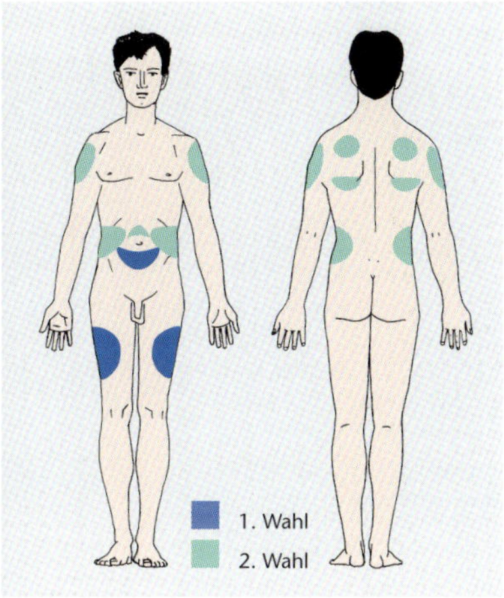

Injektionsorte der ersten und zweiten Wahl für subkutane Injektionen. [A400-215]

Durchführung einer subkutanen Injektion	
Material	• Kanüle (Nr. 20–24) • Spritze mit Medikament • Hautdesinfektionsmittel • Kanülenabwurf • Tupfer
Durchführung	• Händedesinfektion • Hautdesinfektion, Einwirkzeit beachten • Abheben einer Hautfalte mit Daumen und Zeigefinger • In Hautfalte einstechen, je nach Kanülenart senkrecht oder im 45°-Winkel • Injizieren (Geschwindigkeit: ca. 2 ml/min) • Kanüle entfernen, Hautfalte loslassen, Einstichstelle mit Tupfer komprimieren • Kanüle in Kanülenabwurf entsorgen

Intramuskuläre Injektion

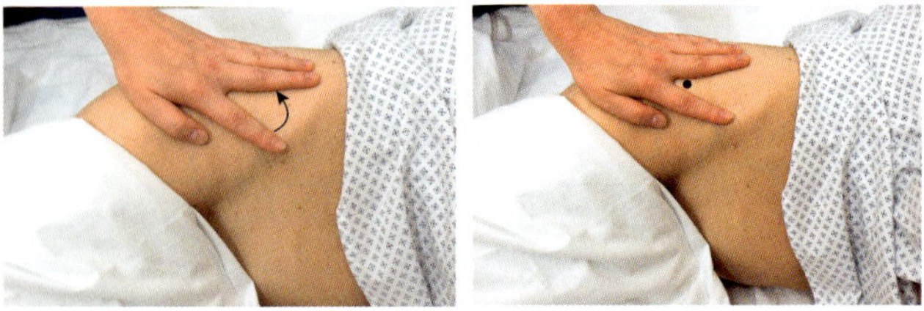

Ventroglutäale Injektion nach von Hochstedter. Links: Ertasten der knöchernen Anhaltspunkte (Vorderer oberer Darmbeinstachel, Darmbeinkamm und großer Rollhügel) und Drehen der Hand um ca. 2 cm. Rechts: Ermittelte Injektionsstelle (hier schwarz gekennzeichnet). [K115]

Durchführung einer intramuskulären Injektion in den Gluteus medius nach von Hochstedter	
Material	• Kanüle (abhängig von Alter und Körpergewicht des Patienten) • Spritze mit Medikament • Hautdesinfektionsmittel • Kanülenabwurf • Steriler Tupfer • Pflaster
Durchführung	• Injektionsort sorgfältig auswählen (→ Abb. oben) • Händedesinfektion • Hautdesinfektion, Einwirkzeit beachten • In gewählten Injektionsort zügig und senkrecht einstechen • Aspirieren, bei Blutaspiration Abbruch der Injektion, an anderer Stelle wiederholen • Wenn Knochen getroffen wird, Kanüle ca. 1–2 cm zurück ziehen • Langsame Injektion (Geschwindigkeit: ca. 2 ml/min) • Kanüle rasch entfernen • Injektionsort komprimieren • Kanüle in Kanülenabwurf entsorgen • Pflaster auf Einstichstelle kleben

Inkontinenz → Urininkontinenz bzw. Stuhlinkontinenz

Insulin

Injektionen → S. 44

Insulinarten

Insulinart	Handelsnamen (Bsp.)	Spritz-Ess-Abstand (SEA)	Wirkungseintritt	Max. Wirkung	Wirkungsdauer
Kurz wirksame Insuline					
Normalinsulin (Altinsulin)	Insuman® rapid	15 Min.	Nach 15–30 Min.	Nach 2–3 Std.	4–6 Std.*
Schnell (kurz) wirksame Insulinanaloga		Kein SEA, Spritzen auch nach dem Essen möglich	Nach 10–15 Min.	Nach 1 Std. (Korrekturen nach 2,5 Std. möglich)	2–3 Std.*
• **Lispro**	Humalog®				
• **Aspart**	NovoRapid®				
Verzögerungsinsuline					
Lang wirksame Insulinanaloga		Unabhängig von den Mahlzeiten			
• **Insulin Glargin**	Lantus®		Nach 3–4 Std.	Nach 6–14 Std.	14–max. 24 Std.*
• **Insulin Detemir**	Levemir®		Nach ca. 3 Std.	Nach 4–6 Std.	8–10 Std.*
NPH-Verzögerungsinsulin (Intermediärinsulin)	Insuman® basal, Insulin Protaphane® HM	Unabhängig von den Mahlzeiten	Nach 1,5–2 Std.	Nach 4–6 Std.	8–12 Std.*

→

Insulinarten

Insulinart	Handelsnamen (Bsp.)	Spritz-Ess-Abstand (SEA)	Wirkungseintritt	Max. Wirkung	Wirkungsdauer
Mischinsuline					
NPH-Mischinsulin (Mischung aus Normalinsulin und NPH-Verzögerungsinsulin)		15–45 Min.	Nach 30–45 Min.**	Nach 3–4 Std.**	6–8 Std.**
• **Mit 30 % Normalinsulin, 70 % NPH-Insulin**	Actraphane® 30/70, Berlininsulin® 30/70				
• **Mit 25 % Normalinsulin, 75 % NPH-Insulin**	Insuman® comb. 25				
• **Mit 50 % Normalinsulin, 50 % NPH-Insulin**	Insuman® comb. 50				
Analog/Protamin-Mischinsulin (Mischung aus Analoginsulin und Protamin)		Kein SEA	Nach 10–15 Min.	Nach 3–4 Std.	6–8 Std.*
• **Mit 30 % Aspart, 70 % Protamin**	Novomix® 30				

* Bei höherer Dosierungen verlängert sich die Gesamtinsulinwirkung in direkter Abhängigkeit

** Je nach Mischungsanteilen

K

Intertrigoprophylaxe

Ziel	• Intakte Hautverhältnisse
Risikofaktoren	• Adipositas • Starkes Schwitzen • Immunschwäche
Maßnahmen	• Regelmäßige Hautinspektion • Haut trocken halten, v. a. in Hautfalten • Einlegen von Mullkompressen in Hautfalten • Patientenanleitung

Intoxikation → Notfallsituationen

Körpergewicht → Ernährungszustand

Körpergröße → Ernährungszustand

Kommunikation

Patientenberatung → S. 76

Grundlegende Kommunikationsstrategien

- Sich selbst mit Namen und Funktion vorstellen
- Patienten anschauen
- Aufmerksam zuhören
- Akzeptanz vermitteln
- Gezielte Fragen stellen
- Ausreden lassen
- Gesagtes zusammenfassend wiederholen
- Feedback geben

Kommunikation mit fremdsprachigen Patienten

- Dolmetscherdienste von Kollegen nutzen
- Aufklärungsbögen in der jeweiligen Sprache
- Auf Gestik und Mimik achten
- Nutzen von Piktogrammen und Übersetzungstafeln
- Keine „Kindersprache“ oder Telegrammstil verwenden
- Kurze, grammatikalisch vollständige Sätze nutzen
- Reflexion eigener Vorstellungen, Erfahrungen, Vorurteilen
- Empathie hinsichtlich individueller Besonderheiten: spezielle Ernährungsgewohnheiten berücksichtigen, Sensibilität hinsichtlich religiöser Bedürfnisse

Kleines Wörterbuch der wichtigen Wendungen

Deutsch	Englisch	Französisch	Türkisch	Russisch	Arabisch
Guten Tag	Hello! (hällou)	Bonjour! (bonschuhr)	Ivi günler! (iji-günler)	Добрый день! (dobri-djen)	Merhaba *oder* Achlan wä sachlan
Ja	Yes (jäss)	Oui (wih)	Evet (ewät)	Да (da)	Nahm
Nein	No (no)	Non (nong)	Hayir (hajr)	Нет (njet)	Lah
Medikament	Medicine (medissin)	Médicament (medikamong)	Ilac (ilatsch)	Лекарство (lekarstwo)	Daua
Verband	Bandage (bänditsch)	Bandage (bondahsch), Pansement (ponsemong)	Bandaj (bandahsch)	Перевязка (perewjaska)	Kammadaht
Angst	Fear (fihr)	Peur (pöhr)	Korku (korku)	Страх (strach)	Cheiff *(Ch wie das ch in Fach aussprechen)*
Atemnot	Shortness of breath (shortnäs-of-bräss)	Difficultés de respirer (diffikültee-de-respiree)	Nefes alma güclügü (nefes-alma-gütschlüjü)	Одышка (odischka)	Fisch näfes
Blähungen	Wind (wind)	Flatulence (flatülongs)	Gaz (gahs)	Вздутие живота (wstutje-schiwota)	Entifahch
Blutung	Bleeding (blihding)	Saignement (ssänjämong)	Kanama (kanama)	Кровотечение (krowotetschänije)	Damm

→

Kleines Wörterbuch der wichtigen Wendungen					
Deutsch	**Englisch**	**Französisch**	**Türkisch**	**Russisch**	**Arabisch**
Durchfall	Diarrhoea (deiarria)	Diarrhée (diarheh)	Ishal (ishal)	Понос (ponos)	Ishahl
Durst	Thirst (ssörst)	Soif (swaff)	Susama (sussama)	Жажда (schaschda)	Adschahn
Hunger	Hunger (hanga)	Faim (fäm)	Aclik (atschlik)	Голод (golod)	Tscha-er
Schmerzen	Pain (päin)	Douleur (dulöhr)	Agrilar (ahrelar)	Болеть (bolet)	Allem
Schwindel	Dizziness (dissinäs)	Vertige (wärtihsch)	Bas dönmesi (basch-dömesi)	Головокружение (golowokruschenije)	Dauchahn
Übelkeit	Sickness (ssiknäss)	Nausée (nohseh)	Migde bulantisi (mide-bulantässe)	Тошнота (toschnota)	Misch mabsuht
Verstopfung	Constipation (konstipäischän)	Constipation (konstipassiong)	Kabizlik (kabrslik)	Запор (sapor)	Imsahk
Aufstehen	Stand up (ständ-ab)	Se lever (löweh)	Ayaga kalkmak (aja-kalkmak)	Вставать (wstawat)	Iggaff
Ausatmen	Breath out (brihs-aut)	Expirer (expireh)	Nefesi disari vermek (nefesi-drschare-wermek)	Выдыхать (widi-chat)	Tallah Tnaffass
Desinfizieren	Disinfect (disinfekt)	Désinfecter (däsänfekteh)	Dezenfekte etmek (desenfekte-etmek)	Дезинфицировать (desinfizirowat)	Tatahhar

→

Kleines Wörterbuch der wichtigen Wendungen

Deutsch	Englisch	Französisch	Türkisch	Russisch	Arabisch
Einatmen	Breath in (brihs-in)	Inspirer (ähspire)	Nefes almak (nefes-almak)	Вдыхать (wdichat)	Choth Tnaffass *(Ch wie das ch in Fach; th wie englisches th aussprechen)*
Einnehmen	Take (täik)	Prendre (prondrö)	Icmek (itschmek)	Принимать (prinimat)	Choth *(Ch wie das ch in Fach; th wie englisches th aussprechen)*
Essen	Eat (iht)	Manger (mongscheh)	Yemek (jemek)	Есть (jest)	Akkel
Gehen	Walk (wohg)	Marcher (marschee)	Yürümek (jürümek)	Идти (idti)	Imschi
Helfen	Help (hälp)	Aider (ähdeh)	Yardim etmek (jardim-etmek)	Помогать (pomagat)	Musa-adeh
Hinlegen	Lie down (lei-daun)	S'allonger (salongscheh)	Uzanmak (usanmak)	Ложиться (loschiza)	Midd Tschismak
Hinsetzen	Sit down (ssit-daun)	Śasseoir (sasewahr)	Oturmak (oturmak)	Садиться (sadiza)	Itschlis
Husten	Cough (kaff)	Tousser (tusseh)	Öksürmek (öksürmek)	Кашлять (kaschljat)	Gahheh
Injizieren	Inject (indschäkt)	Injecter (änjäktä)	Siringa etmek (schürünja-etmek)	Брызгать (brisgat)	Tatt-ihm
Kämmen	Comb (kamp)	Peigner (penjeh)	Taramak (taramak)	Причёсывать (pritschössiwat)	Tamschied

→

Kleines Wörterbuch der wichtigen Wendungen					
Deutsch	**Englisch**	**Französisch**	**Türkisch**	**Russisch**	**Arabisch**
Nicht bewegen	Remain still (rimäin-still)	Ne bougez pas (no buscheh pah)	Hareket etmemek (hareket-etmemek)	Не двигаться (nje-dwigaza)	Änta mamnua minn al haraka
Rasieren	Shave (schäif)	Raser (raseh)	Tras olmak (trasch-olmak)	Бритьё (bretjo)	Helahga
Röntgen	X-ray (iks-räi)	Faire une radio (fähr ün radio)	Röntgen (röntgen)	Просвечивать (proswetschiwat)	Tassuir ascha-ah
Trinken	Drink (drink)	Boire (bwahr)	Icmek (itschmek)	Питьё (pitjo)	Aschschrab
Untersuchen	Examine (iksamein)	Examiner (examineh)	Muayene etmek (muane-etmek)	Осматривать (osmatriwat)	Fahass
Warten	Wait (wäit)	Attendre (atongdreh)	Beklemek (beklemek)	Ждать (schdat)	Entithaar *(th wie das englische th aussprechen)*
Waschen	Wash (wosch)	Laver (laweh)	Yikamak (jikamak)	Мыть (mit)	Gassihl
Wechseln	Change (tschäinsch)	Changer (schongscheh)	Degistirmek (dejischtirmek)	Переменять (peremäniat)	Tabbdihl
Zähne putzen	Cleening teeth (klihning-tihs)	Brosser les dents (brossee-lä-dong)	Dis fircalamak (disch-firtschalamak)	Уход за зубами (uchod-sa-subami)	Tandihf el assnan

K

Kontrakturenprophylaxe

Ziele	• Aufrechterhaltung der normalen Stellung und Beweglichkeit der Gelenke • Vermeidung einer Atrophie der Muskulatur
Risikofaktoren	• Lange Ruhigstellung und Bettlägerigkeit • Entzündliche und degenerative Gelenkerkrankungen • Nervenlähmungen • Verletzungen, OP oder Verbrennungen in Gelenknähe
Maßnahmen	• Beobachtung der Bewegung • Physiologische Lagerung der Gelenke (→ Tabelle unten) und regelmäßige Lagewechsel mit individuellem Lagerungsplan für den Patienten • Gegen Spitzfuß: weiche Fußstütze, Bettdecke über Brett am Fußende hängen lassen oder Bettbogen verwenden • Bewegungsübungen der Gelenke, z. B. während der Grundpflege • Mobilisation des Patienten • Motivation und Aufforderung zur Bewegung • Verzicht auf Weichlagerung • Einbeziehung anderer Berufsgruppen im Krankenhaus, z. B. Transportdienst und Untersuchungsabteilungen und der Angehörigen • Physiotherapie anfordern

Gelenke und ihre physiologische Mittelstellung

Gelenk	Physiologische Mittelstellung
Wirbelsäule	Gerade
Kopf	Leichte Flexion, unterlagert
Schultergelenke	Oberarm in Abduktion im Winkel von 30°
Ellenbogengelenke	Unterarm im Winkel von ca. 100° und leicht erhöht
Handgelenke/ Fingergelenke	Zur Streckseite leicht gebeugt, Finger in leichter Schalenhaltung, Daumen in Opposition zum Zeigefinger
Hüftgelenke	Gestreckt
Kniegelenke	Gestreckt
Fußgelenke	90° zum Unterschenkel

Krampfanfall → Notfallsituationen

Krebserkrankungen – Beratung

Information
- Was weiß der Patient über seine Erkrankung?
- Wenn gewünscht, weitere Informationen zur Verfügung stellen, z. B. Informationsbroschüren, Internet, Berichte in Zeitungen/Zeitschriften
- Wunsch nach „Nicht-wissen-Wollen“ respektieren

Psychologische Unterstützung
- Bereitschaft zu Gesprächen
- Aktives Zuhören
- Einbeziehung von Psychologen, Sozialarbeitern, Seelsorger
- Information über Selbsthilfegruppen

Einbeziehung von Angehörigen
- Gespräche
- Anleitung zu kleinen Pflegemaßnahmen
- Überlastung vorbeugen: zum Schlafen und Essen auffordern

Schmerzen
- Schmerzäußerungen ernst nehmen
- Bedarfsmedikamente nach Arztanordnung
- Beratung bei Schmerzen (→ S. 97)

Nebenwirkungen der Behandlungen

Bestrahlung und Chemotherapie
- Über Schutz vor Infekten informieren
- Störungen der Geschmacksempfindung möglich, bildet sich aber meist nach Ende der Therapie zurück
- Anleitung zur Stomatitisprophylaxe: Zahn- und Mundpflege, Mundspülungen (→ S. 100)
- Über Haarausfall und über das Neuwachsen der Haare nach der Therapie informieren
- Wie kann Patient mit Haarausfall umgehen, z. B. Kopftuch, Perücke?
- Nach Bestrahlung: Ruhe, Aktivitäten mit wenig Anstrengung können beibehalten werden
- Information über Pflege des bestrahlten Hautgebietes
- Information über Möglichkeiten mit Übelkeit umzugehen

Ernährung
- Ernährungsberatung einschalten
- Ggf. hochkalorische Kost, auch mit Zusatznahrung (Astronautenkost)
- Bei Abwehrschwäche: keine Lebensmittel, die stark verkeimt sind, z. B. Blattsalate, Schimmelkäse, ungeschältes Obst
- Bei Blutungsgefahr: Verzicht auf harte oder scharfkantige Speisen, z. B. Brotrinde, Nüsse

Krebsvorsorge

K

Empfohlene Krebsvorsorgeuntersuchungen			
Organ	**Ab wann?**	**Wie oft?**	**Welche Untersuchung?**
Gebär-mutterhals	Frauen ab 20	Jährlich	• Tastuntersuchung der Genitalien • Entnahme eines Abstrichs zur Zellgewinnung vom Muttermund und Gebärmutterhals mit nachfolgender mikroskopischer Untersuchung
Brust	Frauen ab 30	Jährlich	• Abtasten der Brust nach Veränderungen durch Frauenarzt • Ggf. Röntgenuntersuchung (Mammographie) • Selbstabtastung erlernen, 1 × im Monat durchführen • Vom 50. bis Ende des 70. Lebensjahre: alle 2 Jahre Mammografie-Screening
Prostata	Männer ab 45	Jährlich	• Abtasten nach Veränderungen der Prostata vom After aus • Tastuntersuchung der regionären Lymphknoten
Dickdarm, Rektum	Frauen und Männer ab 50	Jährlich	• Untersuchung des Stuhls auf verstecktes Blut (→ S. 59) • Darmspiegelung ab dem 55. Lebensjahr: 2 Untersuchungen im Abstand von 10 Jahren
Haut	Frauen und Männer ab 35	Alle 2 Jahre	• Untersuchung der Haut auf Veränderungen

Laborproben

Gewinnung

Venöse Blutentnahme	
Vorbereitung	• Labor anfordern (per Computer oder Untersuchungsauftragszettel), Blutprobenröhrchen mit Aufklebern bekleben • Vorbereiten der Materialien (→ Abb. unten) • Patienten informieren
Durchführung	• Handschuhe anziehen • Stauschlauch am Oberarm anlegen: nicht zu fest, Puls muss tastbar sein • Vene palpieren • Desinfizieren, mind. 30 s bis zur Trocknung warten • Punktion der Vene im 30°-Winkel • Blutentnahme • Stauung öffnen • Bei aufgelegtem Tupfer Kanüle entfernen • Danach Komprimieren der Einstichstelle, Pflaster

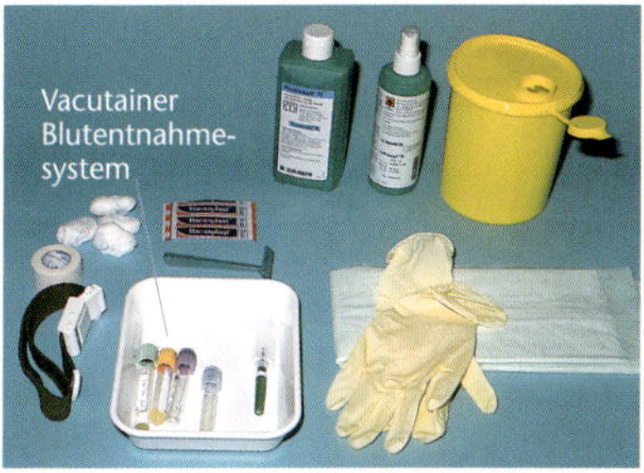

Materialien für die venöse Blutentnahme. [M161]

Kapillare Blutentnahme	
Vorbereitung	• Materialien vorbereiten (Lanzette, Tupfer, Desinfektionsmittel) • Ggf. Blutzuckermessgerät vorbereiten (s. Herstellerhinweis) • Patient informieren
Durchführung	• Ggf. desinfizieren der Einstichstelle (Fingerkuppe oder Ohrläppchen) • Kapillarblut entnehmen • Ersten Bluttropfen abwischen • Zweiten Bluttropfen zur Messung verwenden • Einstichstelle mit Tupfer komprimieren

L

Urinproben		
	Erklärung	**Durchführung**
Spontanurin	Spontan gelassener Urin	• Nach sorgfältiger Reinigung der äußeren Genitale • Spontan gelassener Urin in sauberes oder steriles Gefäß • Alternative bei liegendem Dauerkatheter: Katheterurin (DK vorher 10 min abklemmen, mit Spritze und Kanüle nach vorheriger Desinfektion aus Latexmembran der Urinableitung entnehmen) • Alternative bei Inkontinenz: Einmalkatheterisierung (→ S. 119) oder Urinkondom • Alternative bei Säuglingen: Auffangen des Urins durch aufgeklebten Beutel
Mittelstrahlurin	Mittlere Harnportion	• Unterbrechung des Urinstrahls nach dem Abgang von etwas Urin • Auffangen der nächsten 20–40 ml Urin in einem Gefäß • Danach Entleeren des restlichen Urins in Toilette
(Konzentrierter) Morgenurin	Urin der ersten morgendlichen Blasenentleerung Konzentrierter Morgenurin: 12 h vor morgendlicher Blasenentleerung keine Einnahme von Flüssigkeiten	→ Spontanurin
Sammelurin	Gesamturin innerhalb eines gewissen Zeitintervalls (meist 24 h)	• Sammelgefäß richten • Je nach Untersuchung auf Zusätze, z. B. Salzsäure, achten • Möglichst morgens beginnen, Uhrzeit dokumentieren • Patienten Blase entleeren lassen, Urin verwerfen • Alle folgenden Urinportionen ins Sammelgefäß (oder eventuell kleineres Gefäß zur Verfügung stellen und dann umschütten)

→

Urinproben		
	Erklärung	**Durchführung**
Sammelurin		• Nach Ende der Sammelzeit Blase nochmals entleeren lassen und Urin ins Sammelgefäß geben • Vor Entnahme der Probe Urin umrühren • Gesamtmenge auf Laborbegleitschein angeben
Urinkultur	Urin zur quantitativen und qualitativen bakteriologischen Diagnostik	• Spezielles Probenröhrchen mit Eintauchnährboden benutzen • Eintauchnährboden (beide Seiten) mit Mittelstrahlurin (→ dort) tränken

Stuhlproben		
	Erklärung	**Durchführung**
Stuhlkultur	Bakteriologische Untersuchung	• Spezielle Stuhlröhrchen mit integriertem Entnahmelöffel verwenden • Ca. erbsengroße Menge bzw. 0,5–1 ml dünnflüssigen Stuhl entnehmen
Haemoccult®	Test auf nicht sichtbares (okkultes) Blut im Stuhl	• Von zwei Seiten zu öffnende Testbriefe • Auf der vom Patienten zu öffnenden Seite befinden sich zwei oder drei Testfelder • Mit jeweils einem der beigefügten Spatel Stuhlprobe entnehmen und auf ein Testfeld verstreichen • Mit weiterem Spatel neue Probe von anderer Stelle der Stuhlportion entnehmen und auf nächstes Testfeld verstreichen • Alle Testfelder auf diese Weise nutzen • Brief schließen, mit Namen des Patienten versehen • Die weiteren Testbriefe (meist 3 pro Patient) bei nächstem Stuhlgang/am nächsten Tag auf die gleiche Weise nutzen • Zur Auswertung: andere Seite der Testbriefe öffnen • Je ca. 2 Tropfen der Testlösung auf ein Feld träufeln • Bei Verfärbung: positiver Befund

L

Sputum	
Vorbereitung	• Sputumröhrchen vorbereiten • Patienten informieren: Morgensputum (Nüchternsputum) eignet sich am besten
Durchführung	• Patient auffordern, Sekret aus unteren Abschnitten der Luftwege abzuhusten • Auffangen des Sputums in Röhrchen

Abstrich	
Vorbereitung	• Abstrichröhrchen mit sterilem Watteträger verwenden • Patienten informieren
Durchführung	• Öffnen des Röhrchens, Watteträger entnehmen, Abstrich an jeweiliger Stelle vornehmen • Watteträger sofort, ohne weitere Kontamination, in Röhrchen zurück stecken

Transport und Lagerung

Laborprobe	Transport ins Labor	Lagerung
Blutkultur	Sofort bei Raumtemperatur	–
Serum	Sofort bei Raumtemperatur, ggf. abzentrifugieren	Kühlschrank, langfristige Lagerung: Einfrieren bei –20 °C
Citratblut	Sofort bei Raumtemperatur	–
EDTA-Blut	Sofort bei Raumtemperatur	Raumtemperatur bis zum nächsten Tag
Ammoniakbestimmung im EDTA-Blut	Sofort eisgekühlt	–
Liquor	Sofort bei Raumtemperatur	Max. 2 h bei Raumtemperatur
Punktate	Sofort bei Raumtemperatur	Raumtemperatur
Sputum	Sofort bei Raumtemperatur	Max. 4 h bei Raumtemperatur, bei längerer Lagerung (max. 24 h): Kühlschrank
Stuhl	Sofort bei Raumtemperatur	Max. 2 h bei Raumtemperatur, bei längerer Lagerung (max. 24 h): Kühlschrank

→

Laborprobe	Transport ins Labor	Lagerung
Urin	Sofort bei Raumtemperatur	Max. 12 h Im Kühlschrank (2–8 °C)
Urinkultur	Sofort bei Raumtemperatur, im Labor: Brutschrank (37 °C) 16–24 h	Max. 4 h bei Raumtemperatur
Wundabstriche	Sofort bei Raumtemperatur	Max. 24 h bei Raumtemperatur

Laborwerte

Labor-Referenzwerte		
Laborbestimmung	**Konventionelle Einheit**	**SI-Einheit**
Hämatologie		
Erythrozyten	F: 3,5–5,0 Mio/µl	$3{,}5–5{,}0 \times 10^{12}$/l
	M: 4,3–5,9 Mio/µl	$4{,}3–5{,}9 \times 10^{12}$/l
Hämatokrit (Hk)	F: 35–47 %	0,35–0,47
	M: 40–52 %	0,40–0,52
Hämoglobin (Hb)	F: 12–16 g/dl	7,4–9,9 mmol/l
	M: 13,5–17,5 g/dl	8,4–10,9 mmol/l
Hb_{A1C} (Anteil am Gesamt-Hb)	5–8 %	0,05–0,08
MCV	80–96 $µm^3$	80–96 fl
MCH	27–33 pg	1,7–2,1 fmol
MCHC	33–36 g/dl	20,5–22,3 mmol/l
Retikulozyten (Anteil an den roten Blutkörperchen)	0,5–2 %	0,005–0,02
Leukozyten		
• **Gesamt**	4000–10.000/µl	$4{,}0–10{,}0 \times 10^9$/l
• **Stabkernige neutrophile Granulozyten**	0–8 %	0,00–0,08
• **Segmentkernige neutrophile Granulozyten**	45–75 %	0,45–0,75
• **Eosinophile Granulozyten**	0–5 %	0,00–0,05

→

Labor-Referenzwerte

Laborbestimmung	Konventionelle Einheit	SI-Einheit
• Basophile Granulozyten	0–3 %	0,00–0,03
• Lymphozyten	16–45 %	0,16–0,45
• Monozyten	2,6–8,2 %	0,026–0,082
Thrombozyten	140.000–360.000/µl	140–360 × 10^9/l
Blutsenkungsgeschwindigkeit (BSG oder BKS)	F < 50 J.: ≤ 20 mm/1. h, > 50 J.: ≤ 30 mm/1. h	–
	M < 50 J.: ≤ 15 mm/1. h, > 50 J.: ≤20 mm/1. h	–
Blutgerinnung		
Prothrombinzeit = Thromboplastinzeit (Quick-Test)	70–120 %	0,9–1,15 INR
Partielle Thromboplastinzeit (PTT)	bis 40 s	–
Thrombinzeit (TZ)	17–24 s	–
Blutungszeit	3–9,5 min	–
Blutgasanalyse (arteriell)		
pH arteriell	7,38–7,42	–
venös	7,34–7,38	
Standardbikarbonat	22–26 mmol/l	–
O_2-Sättigung arteriell	96–100 %	0,96–1,00
pO_2	70–100 mmHg (altersabhängig)	9,5–13,9 kPa (altersabhängig)
pCO_2	32–45 mmHg	4,2–6,1 kPa
Elektrolyte		
Natrium	135–145 mÄq/l	135–145 mmol/l
Kalium	3,6–4,8 mÄq/l	3,6–4,8 mmol/l
Kalzium	8,8–10,2 mg/dl	2,2–2,6 mmol/l
Magnesium	1,8–2,7 mÄq/l	0,74–1,1 mmol/l
Chlorid	100-108 mÄq/l	100–108 mmol/l
Kupfer gesamt	70–150 µg/dl	11–24 µmol/l

→

Labor-Referenzwerte

Laborbestimmung	Konventionelle Einheit	SI-Einheit
Elektrolyte		
Eisen	F: 23–165 µg/dl	4,1–29,6 µmol/l
	M: 35–168 µg/dl	6,3–30,1 µmol/l
Phosphat anorganisch	2,6–4,5 mg/dl	0,84–1,45 mmol/l
Bilirubin gesamt	< 1,1 mg/dl	< 18,8 µmol/l
Bilirubin direkt	< 0,3 mg/dl	< 5,1 µmol/l
Harnstoff	10–45 mg/dl	1,7–7,5 mmol/l
Harnsäure	2,3–7,0 mg/dl	0,14–0,42 mmol/l
Kreatinin	< 1,1 mg/dl	< 97 µmol/l
Kreatinin-Clearance	50–160 ml/min	0,81–2,6 ml/s
Glukose		
• Normbereich	70–110 mg/dl	3,8–6,1 mmol/l
• Belastung mit 75 g Glukose nach 1 h	< 200 mg/dl	< 11,1 mmol/l
• Belastung mit 75 g Glukose nach 2 h	< 140 mg/dl	< 7,8 mmol/l
Ammoniak	27–90 µg/dl	16–53 µmol/l
CRP	< 5 mg/l	
Blutfette/Lipide		
Cholesterin	120–220 mg/dl	3,10–5,69 mmol/l
Triglyzeride	40–150 mg/dl	0,4–1,7 mmol/l
Enzyme		
Amylase	53–123 U/l	884–2050 nmol × s^{-1}/l
Lipase	40–240 U/l	667–4000 nmol × s^{-1}/l
Aspartat-Transaminase (AST = GOT)	7–27 U/l	117–450 nmol × s^{-1}/l
Alanin-Transaminase (ALT = GPT)	1–21 U/l	17–350 nmol × s^{-1}/l
Gammaglutamyltransferase (GGT)	< 15 U/l	< 250 nmol × s^{-1}/l
Alkalische Phosphatase (AP)	< 180 U/l	< 3000 nmol × s^{-1}/l
Saure Phosphatase	0,0–10 U/l	0,0–167 nmol × s^{-1}/l

→

L

Labor-Referenzwerte		
Laborbestimmung	**Konventionelle Einheit**	**SI-Einheit**
Enzyme		
Laktat-Dehydrogenase (LDH)	45–90 U/l	750–1500 nmol × s^{-1}/l
2-Hydroxybutyrat-Dehydrogenase (HBDH)	55–140 U/l	917–2333 nmol × s^{-1}/l
Cholinesterase (CHE)	3000–8000 U/l	50.000–133.333 nmol × s^{-1}/l
Creatininkinase (CK)	F: 10–79 U/l	167–1317 nmol × s^{-1}/l
	M: 17–148 U/l	283–2467 nmol × s^{-1}/l
Isoenzym CK-MB	< 10 U/l, max. 5 % der Gesamt-CK	< 167 nmol × s^{-1}/l
Proteine		
Gesamteiweiß	6,6–8,3 g/dl	66–83 g/l
Albumin	3,6–5,0 g/dl	36–50 g/l
Globulin	2,3–3,5 g/dl	23–35 g/l
Anteil am Gesamteiweiß		
• **Albumin**	52–68 %	0,52–0,68
• **Alpha1-Globulin**	4,2–7,2 %	0,042–0,072
• **Alpha2-Globulin**	6,8–12 %	0,068–0,12
• **Beta-Globulin**	9,3–15 %	0,093–0,15
• **Gamma-Globulin**	13–23 %	0,13–0,23
Immunglobuline		
• **IgG**	639–1349 mg/dl	6,39–13,49 g/l
• **IgA**	70–312 mg/dl	0,70–3,12 g/l
• **IgM**	86–352 mg/dl	0,86–3,52 g/l
Carcinoembryonic antigen (CEA)	0–2,5 ng/ml	0–2,5 µg/l
Transferrin	200–400 mg/dl	2,0–4,0 g/l
Ferritin	F: 10–140 ng/ml M: 20–360 ng/ml	F: 10–140 µg/l M: 20–360 µg/l

→

Labor-Referenzwerte		
Laborbestimmung	**Konventionelle Einheit**	**SI-Einheit**
Hormone		
TSH	0,4–4,0 µU/ml	0,4–4,0 mU/l
Gesamtthyroxin (T_4)	4–12 µg/dl	52–154 nmol/l
Freies Thyroxin (fT_4)	1,0–2,3 ng/dl	13–30 pmol/l
Gesamtjodthyronin (T_3)	75–195 ng/dl	1,16–3,00 nmol/l
Kortisol 8 Uhr morgens	5–25 µg/dl	0,14–0,69 µmol/l
Medikamentenspiegel		
Digoxin (therapeutischer Bereich)	0,8–2,0 µg/l	0,9–2,6 nmol/l
Digitoxin (therapeutischer Bereich)	13–25 µg/l	17–33 nmol/l
Urin		
pH	4,8–7,5	–
Spezifisches Gewicht	1,010–1,025	–
Proteinausscheidung	< 165 mg/Tag	< 0,165 g/24 h
Glukose	0 mg/dl	0 mmol/l
Amylase	0–375 U/l	0–6251 nmol × s^{-1}/l
17-Ketosteroide	F: 4–16 mg/Tag M: 6–26 mg/Tag	14–56 µmol/24 h 21–90 µmol/24 h
Porphobilinogen	0 mg/Tag	0,000 g/24 h
Uroporphyrin	0–30 µg/Tag	< 36 nmol/24 h
Liquor		
pH	7,5	–
Spezifisches Gewicht	1,006–1,008	–
Glukose	50–75 mg/dl	2,8–4,2 mmol/l
Eiweiß	15–45 mg/dl	0,15–0,45 g/l
Zellen	0–5 mononukleäre Zellen	–
Liquordruck	70–180 mmH_2O	70–180 Einheiten

L

Lagerungen

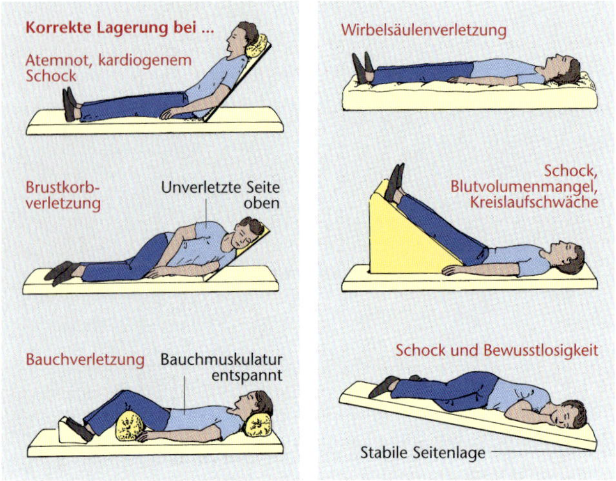

Korrekte Lagerung in Abhängigkeit von der Krankheitsursache. [A400-190]

Lungenerkrankungen – Beratung

Grundsätzliche Fragen zur Patientenberatung bei Lungenerkrankungen

Frage	Intervention
Weiß der Patient, welche Interventionsmöglichkeiten bei Atemnot bestehen?	• Einüben von atemfördernden Körperhaltungen • Umgang mit Bedarfsmedikamenten
Kommt der Patient mit Sprays, Inhalationen zurecht?	• Patientenschulung
Weiß der Patient bei Asthma bronchiale welche Faktoren einen Anfall provozieren können?	• Vorbeugung vor Infektionen der Luftwege: Tragen angemessener Kleidung, Abhärten • Spielen Allergien eine Rolle? Sind die Allergene bekannt? Kann der Kontakt mit diesen vermieden werden? • Spielt das Wetter eine Rolle? • Führen körperliche Belastung, Stress oder Angst zu Anfällen? Wie geht der Patient damit um?

Magensonde

Legen einer Magensonde	
Material	• Magensonde, am besten aus Gefrierschrank • Desinfektionsmittel • Anästhesierendes Gel • 1 Glas Wasser oder Tee • Pflaster • Unterlage • Nierenschale mit Zellstoff • Handschuhe • Blasenspritze • Stethoskop
Durchführung	• Lagerung des Patienten: sitzend, bei bewusstlosen Patienten in Seitenlage • Entfernen der Zahnprothese • Sondenlänge bestimmen: Entfernung Nase-Ohrläppchen-Magengrube (beim Erwachsenen: ca. 50–60 cm) • Handschuhe anziehen • Sonde mit anästhesierendem Gel gleitfähig machen • Sonde ca. 10 cm über Nase einführen • Beim sitzenden Patienten: diesen Kopf nach vorne neigen lassen • Zum Ausatmen und zum Schlucken auffordern (ggf. Wasser/Tee geben) • Während des Schluckakts Sonde vorschieben bis zur bestimmten Sondenlänge • Lagekontrolle: Aspiration von Sekret mittels Blasenspritze oder Einblasen von Luft mittels Blasenspritze und Auskultieren des entstehenden Geräusches mit dem Stethoskop • Fixieren der Sonde am Nasenrücken, Stirn oder Wange mit Pflaster

Rechtliche Situation wie bei Infusionen (→ S. 43)

Pflege bei liegender Magensonde

- Regelmäßig, auf alle Fälle vor jeder Nahrungszufuhr Lagekontrolle
- Fixationsstelle täglich wechseln
- Nasenlöcher täglich mit warmwassergetränkten Wattetupfern austupfen und mit Nasensalbe pflegen
- Soor- und Parotitisprophylaxe (→ S. 99)

Medikamente → Arzneimittel

Moderne Wundversorgung → Wundversorgung, moderne

Mundpflegemittel → Soor- und Parotitisprophylaxe

Nadelstichverletzungen/Blutkontakt

Vermeidung

- Benutzen von Arbeitsmitteln mit integrierten Sicherheitsvorrichtungen
- Nach Benutzung Kanüle nicht in die Schutzkappe zurück stecken, sondern direkt in durchstichsichere, verschließbare Abwurfbehälter abwerfen
- Kanüle nicht manuell entfernen sondern über Vorrichtung an Abwurfbehälter abstreifen
- Entsorgungsbehälter nicht überfüllen

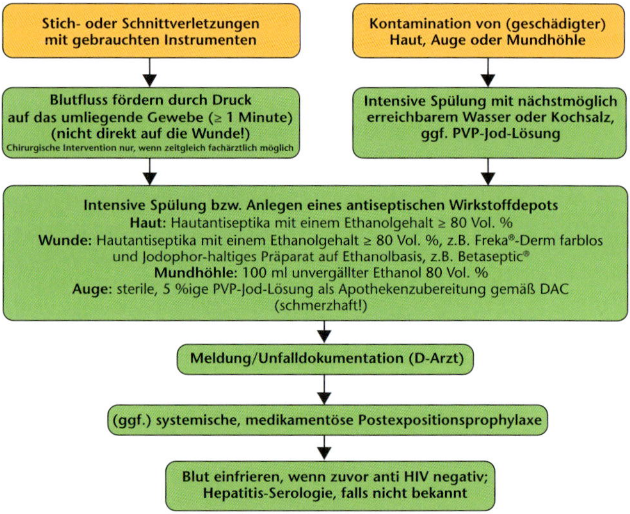

Sofortmaßnahmen bei Stich- oder Schnittverletzungen oder bei Kontakt mit Blut.

Neugeborenenuntersuchung

APGAR-Schema			
Kriterien	**0 Punkte**	**1 Punkt**	**2 Punkte**
Aussehen	Blass, blau	Stamm rosig, Extremitäten blau	Rosig
Puls	Keiner	< 100/min	> 100/min
Grimassieren beim Absaugen	Keines	Verziehen des Gesichts	Schreien
Aktivität	Keine Spontanbewegungen	Geringe Flexion der Extremitäten	Aktive Bewegung
Respiration	Keine	Langsam, unregelmäßig	Kräftiges Schreien

Auswertung Gesamtpunktzahl
- 9–10: optimal
- 5–8: Gefährdung
- < 5: akute Lebensgefahr

Notfall

Reanimation → S. 83

Notfallcheckliste	
Notrufnummer	Klinikinterne Notrufnummer: …………………………………………………………
Hilfsmittel	Welche Hilfsmittel gibt es? • Notfallkoffer • Ambu®-Beutel • Notfallsauerstoff und Notfallsauger • Reanimationsbrett Wo befinden sich diese? Wie funktionieren sie? Sind diese regelmäßig kontrolliert worden? • Ist der Inhalt des Notfallkoffers vollständig? • Sind die im Notfallkoffer befindlichen Medikamente und das Sterilgut noch verwendbar (Haltbarkeitsdatum)? • Befindet sich noch genügend Sauerstoff in der Notfallsauerstoffflasche und funktioniert diese? • Ist der Absauger mit allen Anschlüssen und mit Absaugkathetern vorbereitet?

→

Notfallcheckliste	
Pflegekraft	Kenne ich den Ablauf bei einer Reanimation? Habe ich mindestens einmal im Jahr eine Fortbildungsveranstaltung besucht, um mein Wissen aufzufrischen?
Patienten	Der Zustand welches Patienten könnte lebensbedrohlich sein? Gibt es eine ärztliche Anweisung, ob eine Reanimation durchgeführt werden soll (CPR +/CPR –)?

Notfallmedikamente	
Notfall-medikament	**Wirkung/Einsatz**
Sauerstoff	• Wirkt Sauerstoffmangel entgegen • So schnell wie möglich einsetzen • Vorsicht bei Patienten mit COPD
Adrenalin	• Sympathikomimetikum • Handelsname z. B. Suprarenin® 1 ml ≙ 1 mg • Steigerung von Schlagkraft, Schlagfrequenz, Reizleitung und Erregbarkeit des Herzens • Verbesserung der zerebralen Durchblutung
Atropin	• Parasympathikolytikum • Steigerung der Erregungsüberleitung von den Vorhöfen zu den Kammern des Herzens • Erhöhung der Sinusknotenfrequenz • Herz wird allerdings anfälliger für Herzrhythmusstörungen • Bei Bradykardie, AV-Block
Amiodaron/ Lidocain	• Antiarrhythmika • Handelsname Amiodaron z. B. Amiodaron ratiopharm® • Handelsname Lidocain z. B. Xylocain® 2 % • Dämpfen Erregungsleitung und die Bildung von Extrasystolen • Bei Kammerflimmern und -flattern
Natriumbikarbonat 8,4 %	• Bekämpfung einer metabolischen Azidose • Kurzinfusion

Mögliche Notfallsituationen			
	Patientenbeobachtung	**Mögliche Ursachen**	**Vorgehen**
Aspiration	• Erschwerte Atmung mit Atemgeräuschen, z. B. Brodeln • Zyanose	• Aspiration von Nahrung oder Erbrochenem	• Oberkörper hochlagern • Patienten zum Abhusten auffordern • Absaugen • Sauerstoffgabe (→ S. 89) • Arzt informieren • Aspirationsprophylaxe
Schock	• Veränderte Bewusstseinslage • Tachykardie • Hypotonie • Blässe • Kaltschweißigkeit	• Kardiogen, z. B. durch Herzinfarkt • Hypovolämisch (Volumenmangel), z. B. durch Blut- oder Flüssigkeitsverluste • Anaphylaktisch: durch allergische Reaktion • Septisch: durch Infektionen	• Arzt informieren • Bei unzureichender Atmung und Bewusstlosigkeit: Reanimation • Beseitigung der Schockursache, z. B. Blutungsstillung, Unterbrechung der Allergenzufuhr • Lagerung des Patienten mit Bewusstsein: Beine erhöht (**nicht bei kardialer Insuffizienz!**) • Lagerung des bewusstlosen, aber spontan atmenden Patienten: stabile Seitenlage (→ S. 88) • Vitalwerte kontrollieren • Sauerstoffgabe • Medikamente/ Infusionen nach Arztanordnung

→

N

Mögliche Notfallsituationen			
	Patientenbeobachtung	**Mögliche Ursachen**	**Vorgehen**
Krampfanfall	• Plötzliches Hinfallen • Tonisch-klonische Krämpfe • Bewusstlosigkeit	• Epilepsie • Schädel-Hirn-Trauma • Urämie • Hirntumor • Alkoholintoxikation • Eklampsie	• Vermeidung von Verletzungen durch Wegräumen von Hindernissen • Arzt informieren • Evtl. Sauerstoffgabe • Bei Bewusstlosigkeit und spontaner Atmung nach Anfall: stabile Seitenlage • Gefahr: Status epilepticus (langanhaltener Krampfanfall), hier: unbedingt Arzt informieren, Vorbereiten von Diazepam-i. v., Guedeltubus und Intubationsbesteck
Verbrennungen	• Grad I: Schädigung der Oberhaut, trocken und schmerzhaft geschwollen, Hautrötung • Grad IIa: Blasenbildung • Grad IIb: Verbrennung bis zum Korium, schmerzhafte Schwellung, Blässe, gestörte Hautdurchblutung • Grad III: Zerstörung aller Hautschichten und Hautanhangsgebilde, Haut ist grauffleckig bis weiß oder schwarz (Totalnekrose), Schmerzempfinden ist aufgehoben	• Hitze • Chemische Einwirkung • Elektrischer Strom	• Schmerzbekämpfung (→ S. 94) • Sauerstoffgabe (→ S. 89) • Sterile Wundabdeckung • Tetanusprophylaxe • Verhinderung/Behandlung möglicher Komplikationen (Verbrennungsschock, Nierenversagen, Ileus, Bronchopneumonie, Herzrhythmusstörungen) • Abschätzen der verbrannten Oberfläche: Neunerregel (→ Abb. S. 74)

→

Mögliche Notfallsituationen			
	Patienten-beobachtung	Mögliche Ursachen	Vorgehen
Verbrennungen	• Grad IV: unter der Haut liegende Strukturen (Sehnen, Muskeln, Knochen) sind mitbetroffen		
Intoxikationen (Vergiftung)	• Bewusstseinsstörungen • Neurologisch: z. B. gesteigerte Schmerzreaktion, Krämpfe, Paresen, Doppelbildersehen • Nephrologisch: z. B. Polyurie, Oligurie, Hämaturie, akutes Nierenversagen • Herz-Kreislauf: Tachy- oder Bradykardie, Hyper- oder Hypotonus, Herz-Kreislauf-stillstand • Atmung: Atemdepression, Hyperventilation, Atemstillstand • Magen-Darm-Trakt: Mundtrockenheit, Erbrechen, Durchfälle, Blutungen, Hypoglykämie • Haut: Zyanose, Rötung, Blässe • Sonstige: Injektionsnarben, veränderte Hauttemperatur	• Alkohol • Tabletten • Reinigungsmittel • Rauch • Bei Erwachsenen oft in suizidaler Absicht, bei Kindern versehentlich	• Sicherung der Vitalfunktionen • Diagnosesicherung durch Sicherstellung von Material, z. B. Tabletten, Erbrochenes, Gläser, Flaschen • Anruf in der Giftinformationszentrale • Erbrechen induzieren, **hat der Patient Säure oder Laugen getrunken, ist Erbrechen kontraindiziert!** • Magenspülung • Gabe von Absorbantien • Gabe von Gegengiften • Beschleunigung der Giftausscheidung, z. B. durch Hämolyse

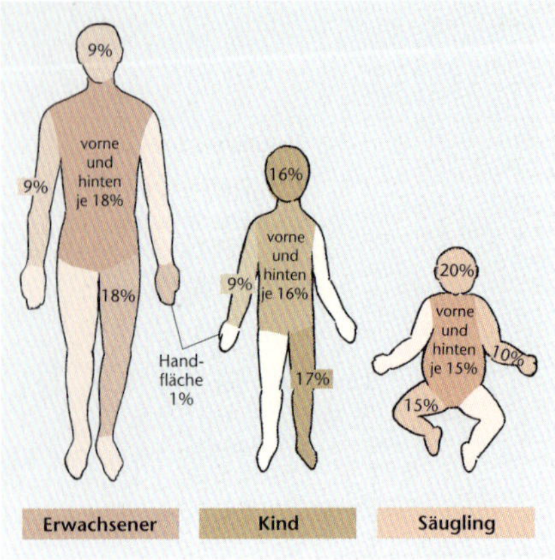

Figurenschema zur Neunerregel und zur Abschätzung der verbrannten Körperoberfläche.

O_2-Gabe → Sauerstoffgabe

Obstipationsprophylaxe

Ziel	• Regelmäßiger und weicher Stuhlgang
Risikofaktoren	• Bewegungsmangel • Falsche Ernährung (ballaststoffarm) • Psychische Ursachen • Nebenwirkungen von Arzneimitteln, z. B. von Opiaten • Zu wenig Flüssigkeitsaufnahme
Maßnahmen	• Ausreichend trinken (Flüssigkeitsbedarf → S. 15) • Viel Bewegung • Ballaststoffreich essen • Stopfende Nahrungsmittel meiden, z. B. Schokolade, Bananen, Weißbrot, Kuchen • Verdauungsfördernde Nahrungsmittel bevorzugen, z. B. Joghurt, Vollkornprodukte, Salate, Gemüse, Sauerkraut, Dörrobst • Regelmäßiger Tagesrhythmus • Darm massieren

OP-Vorbereitung → Präoperative Maßnahmen

Orientierungsstörungen

Verwirrtheitsprophylaxe → S. 123

Störung der	Definition	Mögliche Ursachen
zeitlichen Orientierung	Nichtwissen von Datum, Tag, Monat, Jahr, Jahreszeit	Gehirnerkrankungen, Demenz, Einnahme von Alkohol oder Drogen, Durchgangssyndrom
örtlichen Orientierung	Nichtwissen des Ortes, an dem man ist	Orientierungsstörungen älterer Menschen nach plötzlichem Ortswechsel, Gehirnerkrankungen, Demenz, Einnahme von Alkohol oder Drogen, Delir, Durchgangssyndrom
situativen Orientierung	Nichtwissen der Situation, in der man sich befindet	Gehirnerkrankungen, Durchgangssyndrom, Demenz, Delir, Wahn
Orientierung zur eigenen Person	Nichtwissen, wer man ist	Schwere Demenz, Wahn

Anmerkung: Die Frage nach Datum und Tag ist wegen fehlender Abwechslung und Einförmigkeit der Tage im Krankenhaus für Patienten auch ohne Orientierungsstörungen oft nicht beantwortbar. Hier bieten sich Fragen nach der Jahreszeit oder dem Jahr an.

Osteoporose – Beratung

Risikofaktoren	• Frauen nach den Wechseljahren • Alter • Langzeitbehandlung mit Glukokortikoiden • Diabetes mellitus • Hyperthyreose • Alkoholkrankheit • Nikotinabusus • Mangelernährung • Tumore • Bewegungsmangel

→

Maßnahmen zur Prophylaxe und bei Osteoporose	• Bewegung • Gymnastische Bewegungsübungen • Muskeltraining • Angemessene Ernährung, insbesondere ausreichende Kalziumzufuhr, z. B. durch Milchprodukte; Reduktion von phosphathaltigen Nahrungsmitteln („Kalziumräuber“) • Verzicht auf Alkohol und Nikotin • Sturzprophylaxe (→ S. 107) • Medikamente nach Arztanordnung: Vitamin D, Biphosphonate, Kalzium • Bei Wirbelsäulenveränderungen: Mieder bzw. Korsett • Bei starken Schmerzen: physikalische Maßnahmen, medikamentöse Schmerztherapie • Information über Selbsthilfegruppen
Komplikationen	• Frakturen, v. a. Schenkelhals- und Wirbelkörperfrakturen • Rückenschmerzen durch Wirbelkörperveränderungen und damit einhergehende Muskelverspannungen und Fehlhaltungen

Patientenberatung – allgemein

Vorgehen bei der Patientenberatung	
Einschätzung des Lernbedarfs	Überblick verschaffen über Vorkenntnisse des Patienten durch gezieltes Fragen nach • Symptomen der Erkrankung • Behandlungsmöglichkeiten • Selbstpflegemaßnahmen • Möglichen Komplikationen der Erkrankung
Einschätzung der Lernbereitschaft	Erkundigen nach Anliegen und Fragen des Patienten, dabei Beobachtung von • Aufmerksamkeit • Fragebedarf • Gefühlsregungen • Kognitiven Fähigkeiten
Festlegung von Lernzielen	Kognitive Lernziele, z. B. Wissen über Erkrankung Psychomotorische Lernziele, z. B. Umgang mit Rollator oder Injektionen Affektive Lernziele, z. B. emotionaler Umgang mit neuangelegtem Anus praeter

Kommunikationsregeln → S. 49

PEG/PEJ

Indikation	• Schluckstörungen bei neurologischen Erkrankungen • Schluckstörungen bei onkologischen Erkrankungen • Schwere Traumen mit Kopf- und Gesichtsverletzungen • Bei Bewusstseinsstörungen • Als ethisch begründete Einzelfallentscheidung: unzureichende orale Nahrungsaufnahme, z. B. bei Demenz
Verbandwechsel	• Alle 2–3 Tage • Bei Entzündung: Betaisodona®, tgl. VW • Besonderheiten: Markierungsstelle der Fixierplatte am Schlauch merken, Klemmbügel an Fixierplatte öffnen, Fixierplatte zurückziehen zur Desinfektion der Haut unter der Fixierplatte, auch Fixierplatte desinfizieren, Mobilisation der Sonde: ca. 3–4 cm vorschieben (in den Magen) und um 180° drehen, Schlitzkompresse zwischen Fixierplatte und Wundbereich, Fixierplatte an Markierungsstelle in alte Position bringen
Verabreichung von Sondenkost und von Medikamenten	• Oberkörperhochlagerung bis 60 min nach Nahrungsgabe • Vor und nach Gabe von Sondenkost oder Medikamenten mit ca. 20 ml Wasser oder Tee spülen • Medikamente einzeln mörsern, getrennt von Sondenkost geben • Besonderheiten einzelner Medikamente beachten

Perfusor – Dosierungsberechnung

Grundsätze:

- Immer zuerst das Medikament aufziehen, dann Verdünnungslösung
- Beschriften: Medikament, Dosierung in mg/ml (Gesamtdosis Medikament/ml in Spritze, z. B. 50 ml)

1. Gegeben:	2. Gesucht:
• Gesamtdosis des Medikaments • Dosierung des Medikaments in mg/h	• Dosierung in ml/h

Rechnung:

$$\text{Dosierung in ml/h} = \frac{\text{Gesamt-ml in Spritze} \times \text{Dosis des Med. in mg/h}}{\text{Gesamtdosis des aufgezogenen Medikaments in mg}}$$

P

Pneumonieprophylaxe

Risikofaktoren	Ziel	Maßnahmen
Ungenügende Belüftung der Lunge		
• Atemmechanik eingeschränkt, z. B. durch Bettruhe, überwiegende Flach- oder Seitenlage, Erschöpfung, Störung des Atemzentrums (Vergiftungen, Opiate, Angst) • Schonatmung, z. B. durch Schmerzen nach OP oder Verletzungen am Thorax oder Bauch • Atelektasen, z. B. durch Verlegung mit Sekret, nach Trauma/OP	Patient kann durchatmen, ist angstfrei und ruhig. Gute Belüftung der Lunge	• Vorrangig: Schmerzbekämpfung (→ S. 94) • Frischluft • Mobilisation • Oberkörperhochlagerung, regelmäßiges Umlagern • Atemgymnastik: gezielte Atmung zu Flanken und Bauch, durch Physiotherapie • Atemstimulierende Einreibungen • Atemtraining mit SMI-Trainer • Aufforderung zu tiefen Atemzügen • Inhalationen • Totraumvergrößerer, z. B. Giebelrohr
Vermehrte Sekretansammlung in der Lunge		
• Vermehrte Sekretproduktion, z. B. durch Rauchen, Bronchitis, Asthma bronchiale, Herzinsuffizienz, nach Narkose, Beatmung • Mangelndes Abhusten, z. B. durch Schmerzen, Erschöpfung, eingeschränkte Bewusstseinslage, Intubation, zäher Schleim	Sekret sammelt sich nicht an, kann sich lösen und dann abgehustet werden.	• Ausreichendes Flüssigkeitsangebot, Achtung bei Herzinsuffizienz! • Anfeuchten der Raumluft • Anleitung zum schonenden, wirkungsvollen Abhusten, bei Bauchwunden Gegendruck durch aufgelegte Hände auf Wunde • Schleimlösende Tees: Huflattichblätter, Spitzwegerich • Inhalationen • Absaugen, wenn Patient nicht abhusten kann (→ S. 1)

→

Risikofaktoren	Ziel	Maßnahmen
Infektion (absteigend) über die Mundhöhle		
• Veränderte Mundflora durch Immunschwäche, mangelnde Mundhygiene, Erkrankungen der Mundhöhle	Intakte Schleimhaut in Mund, Nase, Rachen	• Regelmäßige Inspektion der Mundschleimhaut • Exakte Mund- und Nasenpflege (Zusätze → S. 100) • Aseptisches Arbeiten, v. a. bei Intubation, Abwehrschwäche
Aspiration		
• Einatmen von Nahrung, Schleim oder Erbrochenem • Bewusstseinseinschränkung • Kau- oder Schluckstörungen	Patient soll keine Nahrung und kein Sputum aspirieren	• Oberkörperhochlagerung beim Essen und mind. 60 min danach • Angemessene Ernährung • Andicken von Flüssigkeiten • Schlucktraining • Bei Risikopatienten: Absauggerät bereitstellen

Präoperative Maßnahmen

Nahrungskarenz

- Nach ärztlicher Anordnung bzw. Standard
- Standard: 12 h vor OP keine feste Nahrung, 2 h vorher keine Flüssigkeit, nicht rauchen

Abführmaßnahmen

- Nach ärztlicher Anordnung bzw. Standard
- Standard: bei allen abdominellen Eingriffen und bei Allgemeinnarkose

Rasur

- Richtet sich nach Schnittführung der jeweiligen OP (→ Abb. S. 80)
- Günstigster Zeitpunkt: Operationstag
- Mikroläsionen vermeiden, da Infektionsquelle!
- Danach Körperreinigung
- Hauseigenen Standard beachten

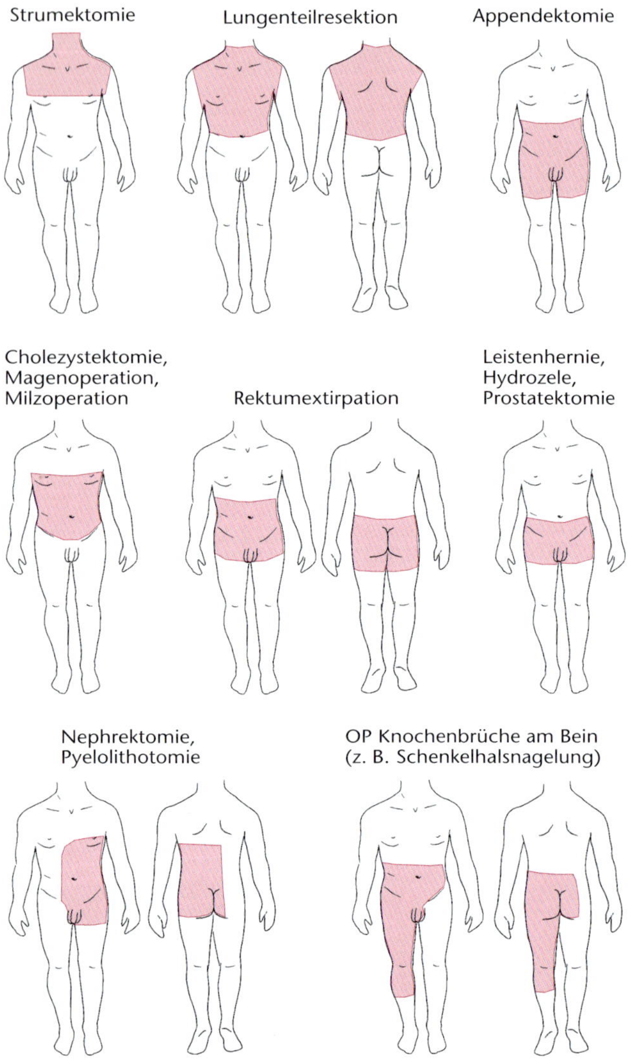

Rasurpläne bei verschmiedenen Operationen.

Prämedikation

- Verordnung meist durch Anästhesisten
- Am Abend vor der OP und am OP-Tag

Puls

Pulsarten	
Zentraler Puls	an herznahen großen Arterien messbar (A. carotis oder A. femoralis)
Peripherer Puls	an peripheren kleineren Arterien messbar (meist A. radialis), schwache Pulswellen (z. B. bei Arrhythmien, bei Schock) sind oft peripher nicht tastbar

Pulsmessung	
Durchführung	• Aufsetzen mit leichtem Druck von Zeige-, Mittel- und Ringfingerkuppe an Taststelle • Sicheres Tasten des Pulses • Zählen der Pulsschläge 15 Sekunden lang • Ermittelte Anzahl mit 4 multiplizieren • 1 Minute messen: bei neu aufgenommenen Patienten, bei Patienten mit Arrhythmien und Brady- bzw. Tachykardien

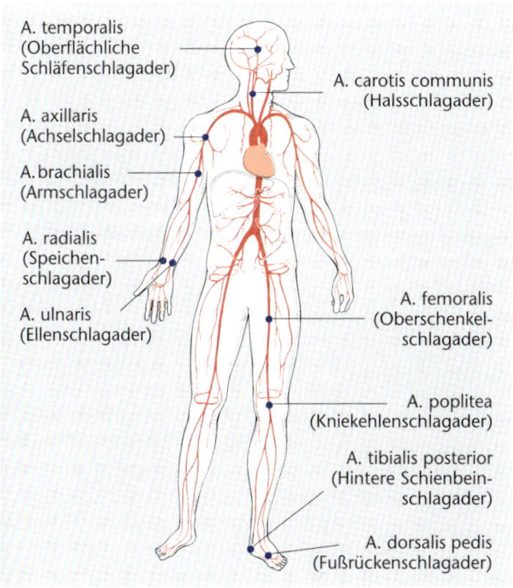

Geeignete Taststellen zur Pulsmessung. [A400-190]

Referenzwerte Puls		
Alter	**Im Schlaf [1/min]**	**Im Wachzustand [1/min]**
Neugeborene	80–160	100–200
1. Woche–3. Monat	80–200	100–220
3. Monat–2. Lebensjahr	70–120	80–150
2.–10. Lebensjahr	60–90	70–110
Ab 10. Lebensjahr	50–90	55–90
Erwachsene	45–70	60–80

- Neben der Frequenz werden auch Regelmäßigkeit und Qualität (Spannung und Füllung) des Pulses beobachtet.
- Bei Säuglingen Messung auch an Fontanelle möglich

Abweichungen des Pulses vom Referenzwert und mögliche Ursachen		
Abweichung	**Erklärung**	**Mögliche Ursachen**
Tachykardie	HF > 100 Schläge/min	• Physiologisch: z. B. körperliche Anstrengungen, Aufregung • Pathologisch: z. B. Fieber, Blutverlust, Stoffwechselstörungen
Paroxysmale Tachykardie	Anfallsartig HF bis 200 Schläge/min	• Aufregung • Hyperthyreose **Arzt verständigen!**
Bradykardie	< 60 Schläge/min	• Physiologisch: z. B. Schlaf, tiefe Entspannung, Leistungssportler • Pathologisch: z. B. Überleitungsstörungen des Herzens, Stoffwechselstörungen.
Arrhythmie	Unregelmäßige Zeitabstände zwischen den einzelnen Schlägen	• Herzerkrankungen • Elektrolytverschiebungen • Hormonstörungen
Extrasystolen	Herzschläge außerhalb des normalen Rhythmus	• Nach Infarkt • Hypokaliämie **Gefahr: können in Kammerflimmern umschlagen**
Bigeminus	Zwillingspuls, Extrasystole nach jedem Normalschlag	• Digitalisüberdosierung

→

Abweichungen des Pulses vom Referenzwert und mögliche Ursachen

Abweichung	Erklärung	Mögliche Ursachen
Absolute Arrhythmie	Völlig unregelmäßig, meist tachykard	• KHK • Mitralklappenfehler **Pulsdefizit: nicht alle Pulswellen kommen in der Peripherie an, Puls zentral messen!**
Bradyarrhythmie	Unregelmäßiger, verlangsamter Puls	• AV-Block • Sonderform der absoluten Arrhythmie

Reanimation

Algorithmus Basismaßnahmen Erwachsener (Basic Life Support, BLS)*

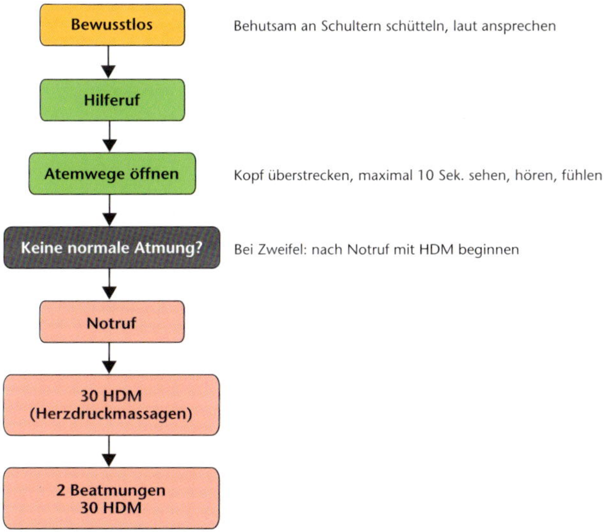

* Entsprechend ERC-Richtlinien 2005

Basismaßnahmen Erwachsener (Basic Life Support, BLS) entsprechend ERC-Richtlinien 2005.

Algorithmus Erweiterte Maßnahmen Erwachsener (Advanced Life Support, ALS)*

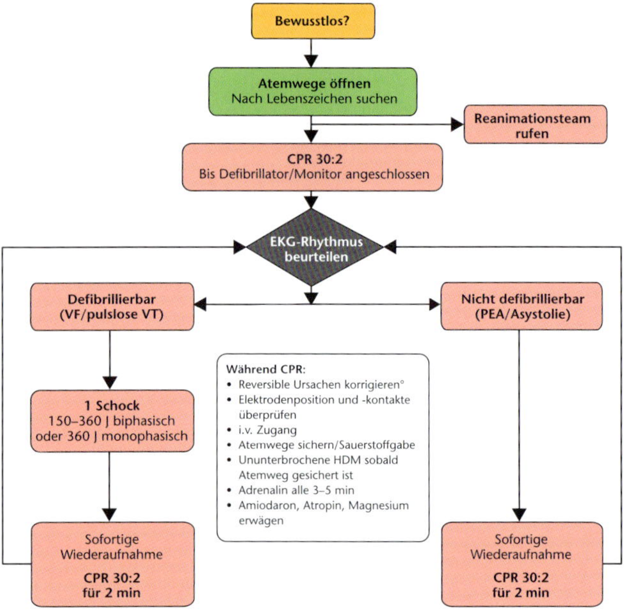

°**Reversible Ursachen (4 H und HITS)**

Hypoxie	Herzbeuteltamponade
Hypovolämie	Intoxikation
Hypo-/Hyperkaliämie/metabolische Entgleisung	Thromboembolie
Hypothermie	Spannungspneumothorax

* Entsprechend ERC-Richtlinien 2005

Erweiterte Maßnahmen Erwachsener (Advanced Life Support, ALS) entsprechend ERC-Richtlinien 2005

Algorithmus Basismaßnahmen Kind[1] (Paediatric Basic Life Support, PBLS)*

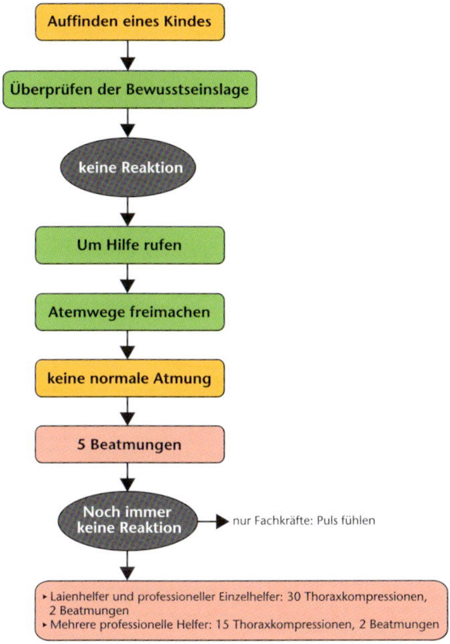

[1] 0 Jahre – Pubertät

* Entsprechend ERC-Richtlinien 2005

Basismaßnahmen Kind (Paediatric Basic Life Support, PBLS) entsprechend ERC-Richtlinien 2005.

Algorithmus Erweiterte Maßnahmen Kind[1]
(Paediatric Advanced Life Support, PALS)*

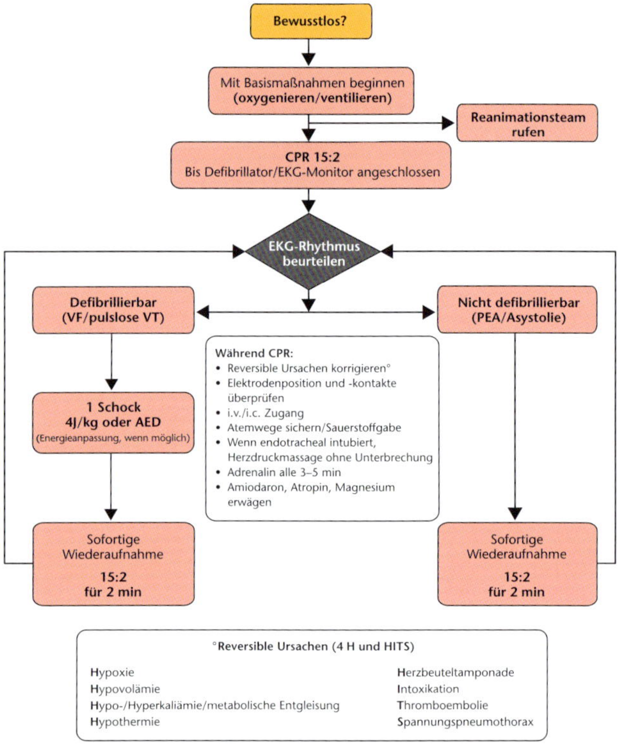

[1] 0 Jahre – Pubertät
* Entsprechend ERC-Richtlinien 2005

Erweiterte Maßnahmen Kind (Paediatric Advanced Life Support, PALS) entsprechend ERC-Richtlinien 2005

1. Atemwege freimachen	• Evtl. Zahnprothese und Erbrochenes entfernen • Kopf nackenwärts überstrecken (→ Abb. unten) **Vorsicht bei HWS-Verletzungen: kein Überstrecken oder Drehen des Kopfes! Zum Öffnen der Atemwege: Esmarch-Handgriff (→ Abb. unten)**
2. Herz-Druck-Massage	• Patient möglichst auf harte Unterlage (Brett) legen • Druckpunkt: Mitte des Sternums • **30 Kompressionen** • Frequenz: 100 Kompressionen/min • Sternum 4–5 cm tief eindrücken
3. Atemspende	• Ambu-Beutel verwenden, wenn möglich Sauerstoffanschluss • Ambu-Beutel mit C-Griff über Mund und Nase des Patienten sezten (→ Abb. unten) • **2 Atemspenden** • Pro Atemspende 1 s aufwenden • Thorax muss sich sichtbar heben

Weiter Herz-Druck-Massage und Atemspenden im Verhältnis 30:2, bis Patient wieder selbst atmet bzw. bis Notfallteam eintrifft.

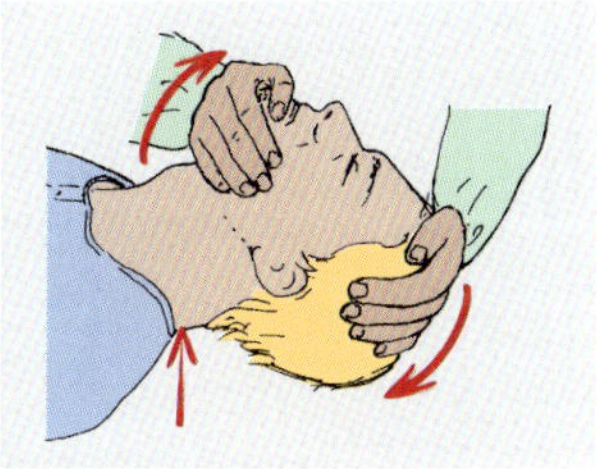

Oben: Überstrecken des Kopfes zur Schaffung freier Atemwege. [A400-190]

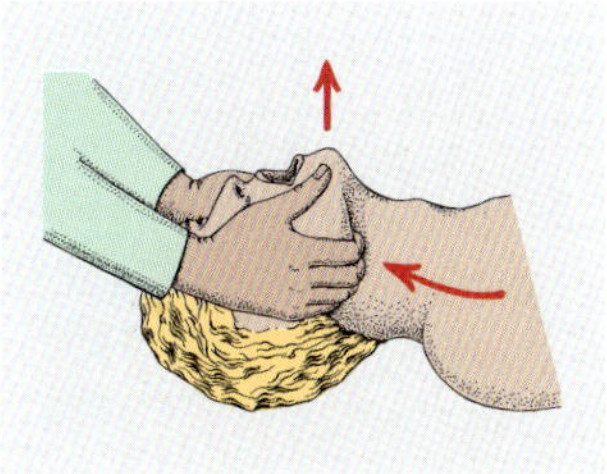

Oben: Esmarch-Handgriff bei Erwachsenen und Kindern bei vermuteter HWS-Verletzung: beide Hände fassen das Kinn des Verletzten und schieben den Unterkiefer so nach vorne, dass die untere Zahnreihe vor die obere kommt. [A400-190]

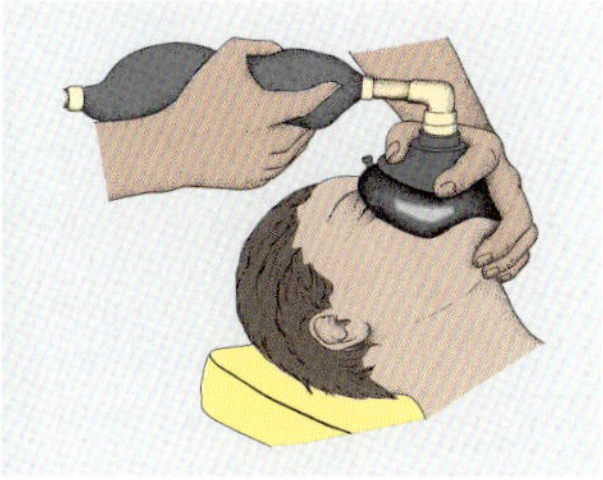

Links: Beutel-Masken-Beatmung mit C-Handgriff. [A400-190]

Maßnahmen bei vorhandener Atmung

- Arzt informieren
- Lagerung je nach Grunderkrankung (→ Abb. S. 66)
- Bei Bewusstlosigkeit und stabiler Atmung: stabile Seitenlage (→ Abb. unten)
- Bei Atemnot: Sauerstoffgabe (→ S. 89)
- Vitalwerte regelmäßig kontrollieren
- Maßnahmen und Vitalwerte dokumentieren

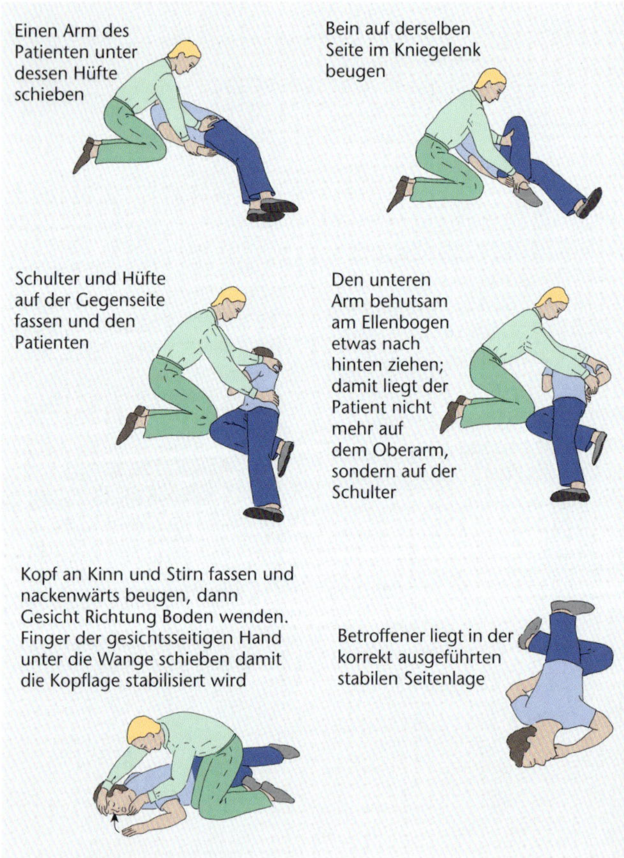
Einen Arm des Patienten unter dessen Hüfte schieben
Bein auf derselben Seite im Kniegelenk beugen
Schulter und Hüfte auf der Gegenseite fassen und den Patienten
Den unteren Arm behutsam am Ellenbogen etwas nach hinten ziehen; damit liegt der Patient nicht mehr auf dem Oberarm, sondern auf der Schulter
Kopf an Kinn und Stirn fassen und nackenwärts beugen, dann Gesicht Richtung Boden wenden. Finger der gesichtsseitigen Hand unter die Wange schieben damit die Kopflage stabilisiert wird
Betroffener liegt in der korrekt ausgeführten stabilen Seitenlage

Stabile Seitenlage. [A400-190]

Rückenschonendes Arbeiten

Grundregeln

- Richtige Ausgangsstellung
- Richtige Schwerpunktverlagerung
- Rhythmisches und koordiniertes Arbeiten
- Arbeitshöhe anpassen
- Patientenressourcen nutzen
- Kollegen zur Unterstützung holen
- Einsetzen von Hilfsmitteln, z. B. Patientenlifter
- Entlastungshaltungen einnehmen

Sauerstoffgabe

O2-Verabreichung und erreichbare O2-Konzentration		
Verabreichungsformen	Flow [l/min]	Erreichbare O_2-Konzentration [%]
Nasensonde mit Schaumstoffpolsterung	1–4	30–40
O_2-Brille	1–6	40–50
O_2-Maske, einfach	5–10	40–60
O_2-Maske mit Ventil und Reservoirbeutel	6–10	80
Transtrachealer Katheter	3	50

Vorsicht bei Patienten mit COPD
Durch Gewöhnung an einen erhöhten CO_2-Gehalt im Blut ist der O_2-Mangel einziger Atemantrieb. Wird dieser durch O_2-Gabe behoben besteht die Gefahr eines extremen CO_2-Anstiegs bis hin zur u. U. tödlichen Kohlendioxidnarkose. Bei Eintrübung des Patienten unter O_2-Gabe diese sofort abstellen und Arzt benachrichtigen!

Berechnung Rest Sauerstoffflasche (Restinhalt in Litern)
Flaschenvolumen [l] × angezeigtem Druck auf dem Manometer [bar] = Vorrat in Litern (bei normalem atmosphärischen Druck von 1 bar)

S

Schlaf

Schlafbeschreibung			
Art des Schlafes	**Begleitgeräusche**	**Pathologische Begleitsymptome**	**Gesamtschlafzeit**
• Ruhig • Tief • Oberflächig • Sonstige	• Schnarchen • Stöhnen • Zähneknirschen • Reden • Weitere	• Bettnässen • Schlafwandeln • Weitere	→ unten

Schlafbedarf in verschiedenen Lebensabschnitten	
Lebensabschnitt	**Schlafbedarf [h]**
Säugling	18–20
Kleinkind	12–14
Schulkind	10–12
Jugendlicher	8–9
Erwachsener	6–8
Älterer Mensch	Ca. 6

Schlafstörungen	
Schlafstörung	**Erklärung**
Akute Schlafstörungen	Verklingt nach Beseitigung des schlafraubenden Anlasses, z. B. Angst, Sorgen, Jetlag
Chronische Schlafstörungen	> 3 Wochen
Einschlafstörungen	Phase bis zum Einschlafen > 0,5 h
Durchschlafstörungen	Häufiges Aufwachen in der Nacht
Frühes Erwachen	Vor allem bei älteren Menschen
Chronobiologische Schlafstörungen	Schlafzeiten entsprechen nicht dem biologischen Schlaf-Wach-Rhythmus, z. B. Schichtdienst
Schlafumkehr	Schlaf tagsüber, nachts wach; z. B. bei Demenz
Insomnie	Völlige Schlaflosigkeit
Hypersomnie	Erhöhte Einschlafneigung und Müdigkeit

Schlaffördernde Möglichkeiten

- Erlernen von Entspannungstechniken, z. B. Autogenes Training
- Einhalten von Schlafritualen
- Sich jeden Abend etwa zur gleichen Zeit hinlegen
- Am Abend keine umfangreichen Mahlzeiten und keine großen Trinkmengen mehr zu sich nehmen
- Physikalische Maßnahmen: warmes Bad, feucht-heiße Bauchkompressen, kalte Armbäder
- Am Abend warmes Getränk
- Ausreichende körperliche Betätigung am Tag

Schmerzanamnese

Informationserhebung	
Lokalisation	• Streng lokalisiert • Diffus • Ausstrahlend
Schmerzstärke	• In Ruhe • Bei Bewegung/Belastung • Verwendung einer Schmerzskala (→ S. 92)
Schmerzqualität	• Stechend • Brennend • Ziehend • Klopfend • Bohrend • Krampfartig • Wehenartig • Beklemmend • Weitere
Zeitliche Dimension	• Wann zum ersten Mal • Wie oft • Zu bestimmten Tageszeiten • Konstant • In Intervallen • Weitere
Verstärkende/ lindernde Faktoren	• Nach dem Essen • Nach Anstrengung • Witterungsabhängig • Weitere
Auswirkungen auf das Alltagsleben	• Einschränkungen für Patienten und/oder Familie • Weitere

→

S

Informationserhebung	
Begleitsymptome	• Schwellung • Rötung • Weitere
Bisherige Therapie	• Erfolge • Nebenwirkungen • Weiteres
Eventuell psychosoziale Anamnese	• Probleme in Berufs-/Privatleben • Reaktionen der Angehörigen auf Schmerzäußerungen, Einschränkungen • Stimmung des Patienten • Persönliche Einstellung zu Krankheit und Schmerz • Weiteres

Schmerzskalen

Numerische Rangskala (NRS)

0	1	2	3	4	5	6	7	8	9	10
Kein Schmerz										Stärkster vorstellbarer Schmerz

Beschreibung: Als Papierversion, Lineal (Patient stellt selbst ein) oder in gesprochener Form. Der Patient gibt seinem Schmerz eine „Note".

Visuelle Analogskala (VAS)

Keine Schmerzen — Stärkster vorstellbarer Schmerz

Beschreibung:
- Patient markiert auf Linie, wo er seinen Schmerz einordnet
- Ausmessen der Distanz von Markierung „Keine Schmerzen" bis zur Patientenmarkierung
- Dokumentation in cm

Verbale Rating Skala

Kein Schmerz	Leichte Schmerzen	Mäßige Schmerzen	Starke Schmerzen	Nicht stärker vorstellbare Schmerzen

Beschreibung:
- Zuordnung der Schmerzen zu festgelegten Ausdrücken
- Vergleichsweise ungenau
- Kleinere Veränderungen lassen sich nicht ermitteln

Gesichterskalen

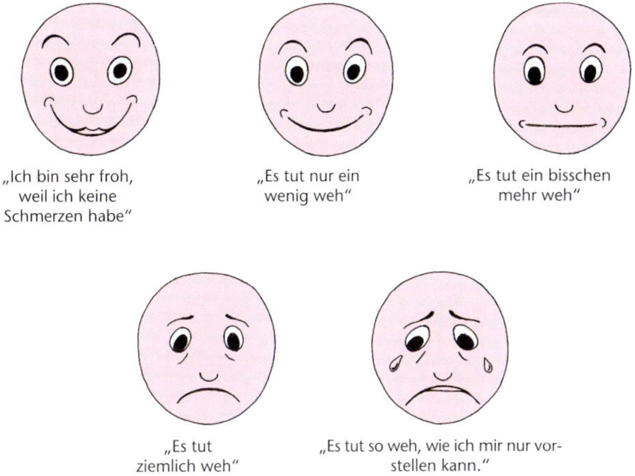
„Ich bin sehr froh, weil ich keine Schmerzen habe"
„Es tut nur ein wenig weh"
„Es tut ein bisschen mehr weh"
„Es tut ziemlich weh"
„Es tut so weh, wie ich mir nur vorstellen kann."

Faces Pain Scala, speziell für die Anwendung bei Kindern oder bei Menschen, die sich verbal nicht ausdrücken können. [A400-190]

- Verwendung wie Numerische Rangskala

Schmerzäußerungen von Kindern in verschiedenen Lebensabschnitten	
Junge Säuglinge	• Lautes Weinen • Ganzer Körper wird steif • Kind wirft sich hin und her • Mimik: Augenbrauen herabgezogen, zusammengezogen; Stirn: Brauenwulst, vertikale Furchen; Augen: fest geschlossen; Wangen: hochgezogen; Nase: breiter, wulstig; Nasolabialfalte: tiefer; Mund: offen, quadratisch verzogen • Knie zur Brust gezogen
Ältere Säuglinge	• Lautes Weinen • Gezieltes Zurückziehen des betroffenen Körperbereichs • Mimik siehe junge Säuglinge, allerdings evtl. Augen geöffnet • Körperlicher Widerstand, z. B. Wegstoßen des Stimulus

→

Schmerzäußerungen von Kindern in verschiedenen Lebensabschnitten	
Kleinkinder	• Lautes Weinen, Schreien • Verbalisierungen: „aua“, „weh“, „tut weh“ • Um-sich-Schlagen mit Armen und Beinen • Wegstoßen des Stimulus • Klammern an Bezugsperson • Verlangen nach emotionaler Unterstützung, z. B. In-den-Arm-Nehmen • u. U. Reaktion bereits vor erwartetem Schmerz
Schulkinder	• → Kleinkinder • Muskelanspannungen: geballte Fäuste, weiße Handknöchel, kontrahierte Gliedmaßen, versteifter Körper, geschlossene Augen, gerunzelte Stirn
Jugendliche	• Stärkere Verbalisierung • Erhöhte Muskelanspannung und stärkere Körperkontrolle

Schmerzmedikamente

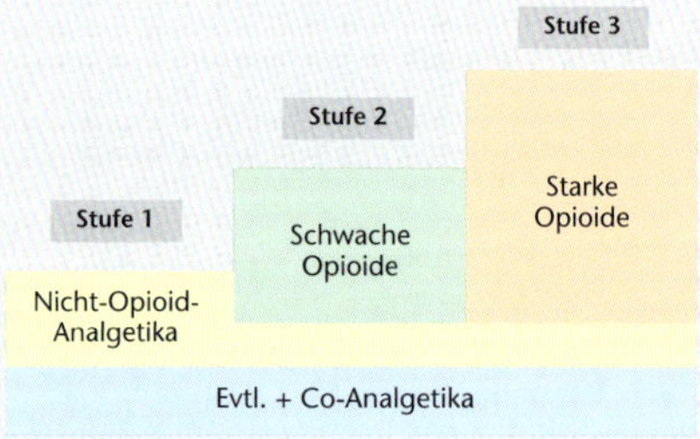

Grundregeln
- Orale Applikation bevorzugen
- Regelmäßige Analgetika-Gabe nach 24-Stunden-Zeitschema; analgetische Zusatzmedikation beim Auftreten von Schmerzspitzen
- Lang wirkende Präparate bevorzugen
- Individuelle Dosierung (keine Angst vor hohen Dosen)
- Bei besonderen Schmerztypen modifizierte Schmerztherapie

WHO-Stufenschema [A300, B110]

Substanz	Dosierung	Indikation	Wichtige Nebenwirkungen	Kontraindikation
Opioidfreie Schmerzmittel, Prostaglandinsynthesehemmer				
Paracetamol	• Oral/Supp.: bis zu 4 ×/d 0,5–1 g • I. m.: bis zu 4 ×/d 0,2–0,4 g	• Mäßige, nicht viszerale Schmerzen • Fieber	• Übelkeit • Allergische Reaktionen • Leber- und Nierenfunktionsstörungen	• Bekannte Unverträglichkeit gegenüber Wirkstoff • Schwere Leber- bzw. Nierenschäden • Suizidgefährdung
Acetylsalicylsäure	• Oral: bis zu 4 g/d, Einzeldosis: 0,5–1 g	• Kopf-, Zahn-, Gliederschmerzen • Knochenmetastasen • Fieber • Entzündungen • Thrombozytenaggregationshemmung	• Magen-, Darmunverträglichkeiten (Blutungen, Ulkus) • Allergische Reaktion • Asthmaanfälle • Bei Kindern: Reye-Syndrom	• Bekannte Unverträglichkeit gegenüber Wirkstoff • Magenulzera • Asthma bronchiale • Hämorrhagische Diathese • Antikoagulantientherapie
Metamizol, z. B. Novaminsulfon	• Oral: bis zu 4 g/d • I. v.: bis zu 4 g/d	• Akute Schmerzen • Viszerale Schmerzen • Koliken • Tumorschmerzen • Fieber	• Allergische Reaktionen • Reizungen der Magen-Darm-Schleimhaut • Blutbildungsstörungen • Schock	• Bekannte Unverträglichkeit gegenüber Wirkstoff • Agranulozytose • Leukopenie • Thrombozytopenie
Opioidfreie Schmerzmittel, Prostaglandinsynthesehemmer und Nichtsteroidale Antirheumatika (NSAR)				
1 Ibuprofen **2 Indometazin** **3 Diclofenac**	• 1: 1200–1400 mg/d • 2: bis zu 200 mg/d • 3: bis zu 150 mg/d	• Schmerzen • Rheuma • 1: zusätzlich Fieber • 2 und 3: zusätzlich Entzündungen	• Übelkeit, Erbrechen • Diarrhö • Schwindel • Hypertonus • Müdigkeit • Blutbildungsstörungen • Leberschäden • Überempfindlichkeit	• Bekannte Unverträglichkeit gegenüber Wirkstoff • Magenulzera • Hämorrhagische Diathese • Schwere Leber- und Nierenschäden

→

S

Substanz	Dosierung	Indikation	Wichtige Nebenwirkungen	Kontraindikation
„Schwächere" Opioide				
Codein	• Oral: bis zu 240 mg/d	• Mäßig starke bis starke Schmerzen	• Obstipation • Atemdepression • Übelkeit, Erbrechen • Schwindel • Müdigkeit • Mundtrockenheit	• Bekannte Unverträglichkeit gegenüber Wirkstoff • Störungen der Atmung • Gallengangsobstruktion • Prostatahypertrophie mit Restharnbildung
Tramadolor	• Oral: bis zu 4 ×/d 20–40 Tropfen • I. m./i. v.: bis zu 4 ×/d 1 Amp.	• Mäßig starke bis starke Schmerzen	• Übelkeit, Erbrechen • Obstipation • Schwindel • Kopfschmerzen • Schwitzen • Atemdepression	• Bekannte Unverträglichkeit gegenüber Wirkstoff • Akute Alkohol- oder Medikamentvergiftung mit Psychopharmaka • Einnahme von MAO-Hemmern • Störungen der Atemfunktion
„Starke" Opioide				
Morphin	• Oral: 30 mg alle 4–6 h • I. m.: 10–20 mg alle 4–6 h • Obergrenze der Dosierung wird durch auftretende NW bestimmt	• Starke Schmerzen	• Obstipation • Atemdepression • Übelkeit, Erbrechen • Schwindel • Müdigkeit • Mundtrockenheit	• Bekannte Unverträglichkeit gegenüber Wirkstoff • Akute Alkohol- oder Medikamentvergiftung durch Psychopharmaka • Ileus, akutes Abdomen

Schmerz, chronischer – Beratung

Beratung bei chronischen Schmerzen	
Definition chronischer Schmerz	• Schmerz, der länger als 6 Monate anhält • Bisher erfolglose Durchführung verschiedener Therapieversuche
Beeinträchtigung für Patienten	• Auswirkung auf Stimmung, Befindlichkeit und Denken • Mobilitätsverlust • U. U. Arbeitslosigkeit • Einschränkung sozialer Aktivitäten • Kann zu Suizidalität führen
Medikamentöse Therapie	→ S. 94
Physikalische Maßnahmen	• Lagerung • Anwendung von Wärme und Kälte • Bei Kopfschmerzen: sanfte Massage mit kreisenden Bewegungen des Gesichts zur Behandlung von Hautverspannungen • Bei chronischen Rückenschmerzen: Rückenschule, Bewegung, Muskelaufbau, Gymnastik • Einweisung in Benutzung des TENS-Geräts
Psychologische Maßnahmen	• Information und Aufklärung • Gespräche über Ängste vor Schmerzen • Entspannungstechniken, z. B. Muskelrelaxation nach Jacobson, Fantasiereisen • Schmerzlindernde Möglichkeit von Musik anbieten • Ablenkung durch Gespräche, Mit-anderen-Zusammensein, Lesen • Vorfreude auf kurz- und langfristige Lebensperspektiven, z. B. Wochenendunternehmungen, Urlaub
Sonstige Maßnahmen	• Vertrauensverhältnis zum Patienten herstellen • Dem Patienten einfühlsam und mit Zeit begegnen • Sicherheit vermitteln • Aufklärung und Beratung des Patienten und der Angehörigen • Führen eines Schmerztagebuchs zur Einschätzung des Therapieerfolges (Schmerzanamnese → S. 91) • Eigene Grenzen erkennen, über eigene Gefühle mit Kollegen sprechen

S

Schock → Notfallsituationen

Schwerhörige/Gehörlose

- Immer so zum Patienten stellen, dass dieser Gesicht sieht
- Deutlich und langsam sprechen
- Kurze Sätze
- Ermutigen nachzufragen
- Umgang mit Hörgerät einüben
- Andere Kommunikationsmittel nutzen, z. B. Papier und Stift

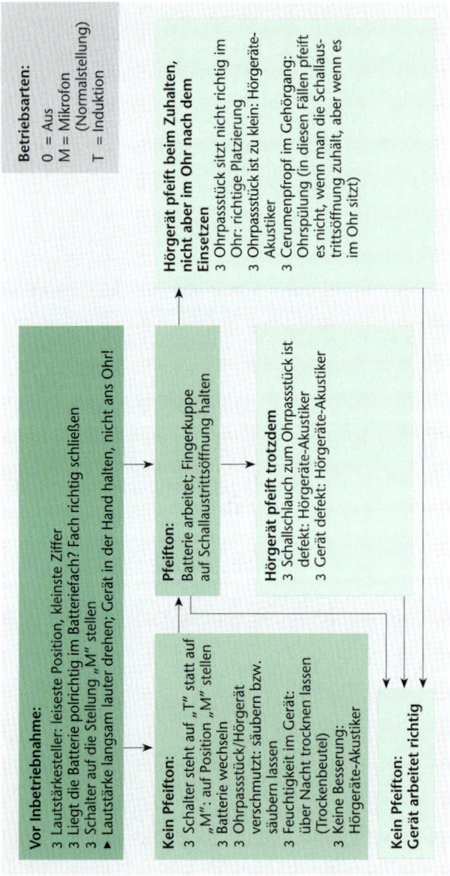

Schema zur Überprüfung eines Hörgerätes.

Sehbehinderte Patienten

- Hilfsmittel, z. B. Kontaktlinsen, Brillen, Lupen nutzen
- Patienten immer mit Namen ansprechen
- Patienten nie ohne vorherige Absprache anfassen
- Ankündigungen aller Tätigkeiten, sowie des Betretens und Verlassens des Zimmers
- Beim Treppensteigen: erste und letzte Stufe ankündigen

Sehveränderungen

Sehveränderung	Mögliche Ursachen
Verschwommene Sicht	Hyperglykämie, Nebenwirkung mancher Medikamente
Eingeschränktes Gesichtsfeld	Grauer Star, Netzhautverletzungen, Sehnervstörungen **Bei plötzlichem Auftreten: Sofort Arzt informieren, da Gefahr der Netzhautablösung!**
Farbensehen	Digitalisüberdosierung
Flimmern	Digitalisüberdosierung, Grauer Star, Netzhautveränderungen
Stark gerötete, entzündete Bindehaut	Konjunktivits (**ansteckend!**), Allergie, bakterielle Infektion → **zur Augenpflege Handschuhe anziehen!**

Jede akut auftretende Sehstörung, jeder plötzliche Sehverlust ist unverzüglich dem Arzt zu melden!

Soor- und Parotitisprophylaxe

Soorprophylaxe	
Ziele	• Feucht-rote Mundschleimhaut • Mundhöhle und Zunge frei von Belegen
Risikofaktoren	• Mundtrockenheit • Schlechter Allgemeinzustand • Zuckerhaltige Ernährung • Antibiotikaeinnahme
Maßnahmen	• Regelmäßige Mundhygiene • Viel trinken • Anregung des Speichelflusses • Nach Arztanordnung: lokales Antimykotikum

→

S

Parotitisprophylaxe	
Ziele	• Regelrechter Speichelfluss • Schmerzfreies Kauen
Risikofaktoren	• Längere Nahrungskarenz • Flüssigkeitsmangel
Maßnahmen	• Kautätigkeit anregen, z. B. durch Kaugummi oder Brotrinde • Lutschen von Eiswürfeln oder Zitronenscheiben • Ausreichende Flüssigkeitszufuhr • Mundspülung mehrmals täglich • Auswischen der Mundhöhle bei Nahrungskarenz

Verschiedene Mundpflegemittel, Indikation, Wirkung und Besonderheiten

Pflegemittel	Wirkung	Anwendung	Bewertung
Verdünnter Zitronensaft, Zitronenscheiben, (z. B. Pagavit®, Lemonsticks®)	• Erfrischend • Stimulation der Speichelsekretion	• Zitronensaft: 1 TL auf 1 Glas Wasser, Mund damit ausspülen lassen bzw. auswischen • Zitronen: Saft einträufeln oder Scheibe lutschen lassen • Sticks: gebrauchsfertig	• Angenehmer Geschmack • Greift Zahnschmelz an (mit Wasser nachspülen) • Trocknet Schleimhaut aus, nicht zu oft verwenden
Salbeilösung	• Desinfizierend • Schutz der Schleimhaut vor bakteriellen, chemischen und mechanischen Einflüssen durch Gerbstoffwirkung	• Herstellung eines Tees zur Mundspülung: 2,5 g getrocknete Salbeiblätter auf eine Tasse Wasser • Zur Pinselung: unverdünnte Lösung	• V. a. bei Entzündungen im Mund-Rachenraum • Unangenehmer Geschmack
Kamille	• Entzündungshemmend • Wundheilungsfördernd	• Zur Mundspülung und zum Gurgeln als Tee • Zum Bepinseln als Tinktur	• Hervorragend geeignet • Angenehmer Geschmack

→

Verschiedene Mundpflegemittel, Indikation, Wirkung und Besonderheiten

Pflegemittel	Wirkung	Anwendung	Bewertung
Dexpanthenolsalbe (z. B. Bepanthen®)	• Aufweichen von Borken • Lippenpflege	• Auftragen auf Borken und Lippen	• Vereinzelt: allergische Reaktionen
Künstlicher Speichel (z. B. Glandosane®)	• Anfeuchten der Mundschleimhaut	• Unverdünnt als Spray	• Unangenehmer Geschmack • Beim Sprühen auf Atmung achten: Aspirationsgefahr
Desinfizierende Lösungen (z. B. Hexoral®)	• Desinfektion des Mund-Rachenraums	• Unverdünnt zur Spülung • Auf Herstellerhinweise achten • Alkoholhaltig! Nicht bei alkoholkranken Patienten anwenden	• Nebenwirkungen: Geschmacksirritationen, Übelkeit, Erbrechen, Schleimhautverletzungen, Verfärbung von Zähnen und Zunge • Nur nach ärztlicher Anordnung!
Kaugummi	• Erhöhung der Speichelsekretion • Zahnpflege (bei zuckerfreien Kaugummis)	• Kauen	• Nicht bei verwirrten oder bewusstseinsgetrübten Patienten: Aspirationsgefahr! • Gefahr des Verklebens mit der Zahnprothese
Myrrhe	• Desinfizierend • Granulationsfördernd	• Zur Mundspülung: als Tee fünfzig- bis hundertfach verdünnt • Zur Pinselung: als unverdünnte Tinktur	• V. a. bei infektiösen Entzündungen im Mund

Sprache → Kommunikation

S

Sprech- und Sprachstörungen

Störung	Erklärung	Mögliche Ursachen	Beobachtungen
Motorische Aphasie (Broca-Aphasie)	Sprachverständnis ist erhalten, Störungen des Sprachantriebs und der Sprachgestaltung	Schädigung des Broca-Sprachzentrums durch: • Apoplex • Schädel-Hirn-Trauma • Tumor	• Kurze Sätze • Telegrammstil • Stereotypen
Sensorische Aphasie (Wernicke-Aphasie)	Störung des Sprachverständnis	Schädigung des Wernicke-Sprachzentrums durch: • Apoplex • Schädel-Hirn-Trauma • Tumor	• Sprache flüssig, aber unverständlich, nicht sinnvoll • Einbau falscher Worte • Patient bemerkt Fehler nicht, unterstellt Nichtverstehenwollen
Amnestische Aphasie	Wortfindungsstörungen Sprachverständnis und Sprechfähigkeit erhalten	Schädigung im Schläfen- und Scheitellappen	• Umschreibungen • Floskeln, Füllwörter
Globale Aphasie	Störung von Sprachverständnis und Sprachproduktion	Diffuse, kombinierte Störung	• Patient spricht oft nur einzelne Worte • Lautwiederholungen
Dysarthrie	Zentralnervös bedingte Sprechstörung Sprachverständnis ist intakt	• Multiple Sklerose • Psychisch bedingtes Stottern • Kehlkopfoperationen	• Patient kann gedachte Worte nicht oder nicht verständlich aussprechen

Umgang mit sprach- und sprechgestörten Patienten

- Geduldiges Zuhören
- Ermuntern zum Sprechen
- Zeit zum Sprechen und Verstehen lassen
- Nicht ins Wort fallen
- Selbst normal sprechen
- Blickkontakt aufnehmen
- Einfache, grammatikalisch korrekte Sätze benutzen
- Fragen stellen, die mit „Ja“ oder „Nein“ zu beantworten sind
- Rückfragen stellen, ob alles verstanden worden ist
- Lob, Zuwendung, um das Selbstbewusstsein zu stärken

Spritzen → Injektionen

Stress, Umgang mit

Das Wichtigste zum Stress	
Stress	• Ist eine physiologische Schutzreaktion • Dient zur kurzfristigen Freisetzung von Energiereserven • Eustress = als positiv empfundener Stress, Anspannung und Erregung, die für Bewältigung schwieriger Aufgaben nötig sind • Distress = als schädlich und unangenehm empfundener Stress, kann je nach Dauer und Intensität zu körperlichen und psychischen Krankheitssymptomen führen • Wie Stress empfunden wird hängt vom Individuum ab
Mögliche Stressoren (stressauslösende Faktoren)	Alles, was Organismus psychisch und physisch unter Druck setzt: • Krankheit • Schmerz • Belastungen • Ärger • Anstrengungen • Anspannungen • Angst • Ärger • Lärm • Zu hohe Erwartungshaltungen
Stressreaktion	Sympathikuserregung: • Erhöhung von Blutdruck, Puls und Herzminutenvolumen • Erhöhte Muskeldurchblutung • Schnellere Muskelreaktion • Mobilisierung von Fettreserven und Zucker • Gesteigerte Blutgerinnung • Verminderung der Durchblutung von Haut und Eingeweiden • Hemmung der Sexualfunktion • Blockierung von Synapsen im Gehirn („Denkblockade“)

→

Das Wichtigste zum Stress	
Umgang mit Stress	• Wenn möglich, Situation, die zum Stress führt, verändern • Entspannung, z. B. Autogenes Training, Yoga, Qi Gong • Meditation • Erlernen des Umgangs mit Frustrationserlebnissen, z. B. Aussprache, kreativer Umgang • Lernen, über seine Probleme zu sprechen, z. B. durch Supervision • Einhalten von Ruhe- und Erholungszeiten • Schaffung eines Ausgleichs zur Belastung, z. B. in der Freizeit (Hobbys, Familie, Freunde)
Gefahr	Chronisches Erschöpfungssyndrom, Burn-Out-Syndrom

Stuhlgang

Referenzwerte des Stuhlgangs	
Menge	100–500 g/d
Häufigkeit	3–4 mal wöchentlich bis 1–2 mal täglich
Konsistenz	Weiche bis feste, homogene Masse
Farbe	Hell- bis dunkelbraun
Geruch	Nicht besonders übelriechend

Inkontinenz → S. 106

Abweichungen beim Stuhlgang und mögliche Ursachen

Abweichung	Mögliche Ursachen
Stuhlmenge	
Geringe Stuhlmenge	Fasten, ballaststoffarme Ernährung, Obstipation
Große Stuhlmengen	Maldigestion (z. B. bei chronischer Pankreatitis), Malabsorbtion (z. B. nach Darmresektionen und bei entzündlichen Darmerkrankungen)
Stuhlgangsfrequenz	
Diarrhö	Bakterielle Infektion, entzündliche Darmerkrankung (z. B. Morbus Crohn, Colitis ulcerosa), Pankreasinsuffizienz, psychische Ursachen (z. B. Aufregung, Angst)
Obstipation	Unzureichende Ernährung (z. B. fehlende Ballaststoffe), zu geringe Trinkmenge, fehlende Bewegung, Nebenwirkung einiger Medikamente

→

Abweichungen beim Stuhlgang und mögliche Ursachen	
Abweichung	**Mögliche Ursachen**
Stuhlkonsistenz	
Dünnflüssig-schleimig	Diarrhö
Dünnflüssig-schäumig	Gärungsdyspepsie
Fest, hart	Obstipation
Extrem eingedickt, hart	Kotstein
Erbsenbreiähnlich	Typhus abdominalis
Reiswasserähnlich	Cholera
Himbeergeleeartig	Amöbenruhr
Blutig-schleimig, eitrig	Entzündliche Darmerkrankung
Voluminös, salbenartig-glänzend (Steatorrhö)	Chronische Pankreatitis
Bleistiftförmig	Verengungen im Bereich des Enddarms
Schafkotähnlich	Verengungen in den oberen Darmabschnitten
Stuhlfarbe	
Braunschwarz	Ernährungsbedingt , z. B. viel Fleisch, Blaubeeren, Rotwein
Grünbraun	Chlorophyllhaltige Kost, z. B. grünes Gemüse, Salat, Spinat
Grün-schwarz bei Säuglingen	Mekonium (erster Stuhl des Neugeborenen)
Grünlich, flüssig	Salmonellose
Rotbraun	Ernährungsbedingt, z. B. rote Beete
Gelbbraun	Ernährungsbedingt, z. B. viele Milchprodukte, Eier, stärkehaltige Kost
Goldgelb bei Säuglingen	Muttermilchstuhl
Orange bei Säuglingen	Ernährungsbedingt, bei Ernährung mit Karotten
Hellbraun, gelb	Diarrhö
Grau-lehmfarben	Gallensteine, Pankreastumore, Hepatitis
Rotbraun marmoriert	Blutungen im unteren Dickdarm **Die Ursache für Blut im Stuhl (Haemoccult** → S. 59) **muss immer abgeklärt werden!**
Rotbraun bis dunkelrot	Blutungen im oberen Dickdarm **Die Ursache für Blut im Stuhl (Haemoccult** → S. 59) **muss immer abgeklärt werden!**

→

S

Abweichungen beim Stuhlgang und mögliche Ursachen	
Abweichung	**Mögliche Ursachen**
Stuhlfarbe	
Hellrote Blutauflagerungen	Hämorrhoiden, Fissuren, Dickdarmpolypen **Die Ursache für Blut im Stuhl** (**Haemoccult** → S. 59) **muss immer abgeklärt werden!**
Schwarz	Eisenpräparate; Teerstuhl: Blutungen im oberen Verdauungstrakt **Die Ursache für Teerstuhl muss immer abgeklärt werden!**
Weiß	Röntgenkontrastmittel
Stuhlgeruch	
Jauchig, faulig	Fäulnisdyspepsie
Faulig stinkend	Rektumkarzinom
Säuerlich stechend	Gärungsdyspepsie
Beimengungen	
Schleim	Reizdarm, Tumore
Blut-, Schleim-, Eiterauflagerungen	Entzündliche Darmerkrankungen
Blut	Tumore, Entzündungen, Hämorrhoiden **Die Ursache für Blut im Stuhl** (**Haemoccult** → S. 59) **muss immer abgeklärt werden!**
Unverdaute Nahrung	Verdauungsstörungen

Stuhlinkontinenz	
Risikofaktoren	• Abszesse, Fissuren, OPs im Rektumsbereich, Hämorrhoiden • Dammriss bei Geburt • Diarrhö • Querschnittslähmung, Multiple Sklerose • Apoplex, Demenzerkrankungen
Maßnahmen bei Stuhlinkontinenz	• Schnelles Erreichen der Toilette sicher stellen, Halterungen und Aufstehhilfen anbringen • Darmtraining durchführen: zu geregelter Tageszeit auch ohne Stuhldrang zur Toilette • Beratung hinsichtlich Umgang mit Vorlagen • Beratung über Hautpflege (→ S. 117) • Übungen zur Kräftigung des Schließmuskels: mehrmals täglich willkürliches Zusammenzwicken der Schließmuskulatur • Ggf. Körpergewicht reduzieren

S

Stuhlprobe → Laborproben – Gewinnung

Sturzprophylaxe

Ziel	Verhinderung eines Sturzes
Risikofaktoren	Endogene Ursachen • Plötzliches Ereignis, z. B. Herzinfarkt, Apoplex, Synkope • Störungen der Körperhaltung • Verzögerung des Balancereflex • Sehstörungen • Verwirrtheit • Psychische Veränderungen • Nebenwirkungen durch Medikamente, z. B. Benommenheit, Unruhe • Unkenntnis von Sturzgefahren bei Kindern Exogene Ursachen • Stolperfallen • Zu lange Kleidung • Schlecht sitzende Schuhe • Lichtverhältnisse • Veränderungen im (Patienten-)Zimmer
Maßnahmen	• Vertrautmachen mit Räumlichkeiten • Klingel und Lichtschalter in Reichweite • Reaktion auf Medikamenteneinnahme überwachen • Alternativen zu Schlafmitteln anbieten • Rutschfeste Matten in Duschen und Wannen • Hilfsmittel, z. B. Schuhanzieher, Greifzange nutzen • Gut sitzende, rutschfeste Hausschuhe für Patienten • Bremsen von Betten und Rollstühlen fest stellen • Auf Tragen von Brille und Hörgerät achten, Hilfestellung bei der Reinigung • Regelmäßige Bewegungsübungen • Anleitung bei der Verwendung von Gehhilfen • Inkontinenzhilfsmittel individuell anpassen • Tragen von Hüftprotektoren

T

Temperatur

Kern- und Schalentemperatur	
Kerntemperatur	Temperatur im Körperinneren, ca. 37 °C
Schalentemperatur	Temperatur an Haut und Gliedmaßen, je nach Region 28–33 °C

Temperaturmessung			
Ort	**Vorgehen**	**Dauer**	**Referenzwerte**
Axillar	• Thermometer in trockene Achselhöhle legen • Thermometer muss ganz von Haut umgeben sein • Oberarm des Patienten liegt seitlich am Rumpf, Unterarm ruht auf Brustkorb	• Elektronisch: bis Signalton • Maximalthermometer: 8–10 min	Referenzwerte 0,5 °C < rektal
Rektal	• Thermometer in Schutzhülle stecken • Unter leichtem Drehen in After einführen • Eventuell Thermometer während der Messung festhalten	• Elektronisch: bis Signalton • Maximalthermometer: 3–5 Minuten	36,5 °C–37,4 °C
Ohr	• Messhülle auf Thermometer stecken • Kopf zur gegenüberliegenden Seite neigen und stabilisieren • Vor dem Einführen leicht am Ohr ziehen • Sensor vorsichtig ins Ohr einführen • Wichtig: nach Lagerung auf Ohr vor Messung einige Minuten warten, immer das gleiche Ohr verwenden	• Einige Sekunden	35,9 °C–37,6 °C
Sublingual	• Thermometer in der Mitte unter die Zunge legen • Mund fest schließen • Wichtig: 15 min vorher keine heißen oder eisgekühlten Getränke zu sich nehmen	• Elektronisch: bis Signalton • Maximalthermometer: 5–8 min	36,1 °C–37,1 °C

Abweichungen der Temperatur vom Referenzwert		
Abweichung	**Erklärung**	**Gefahr**
Untertemperatur	< 36,3 °C	**Temperaturen < 29 °C sind lebensbedrohlich!**
Subfebrile Temperatur	37,5 °C–38,0 °C	
Leichtes Fieber	38,1 °C–38,5 °C	
Mäßiges Fieber	38,6 °C–39,0 °C	
Hohes Fieber	39,1 °C–39,9 °C	
Sehr hohes Fieber	40,0 °C–42,0 °C	**Gefahr: Temperatur = 42,6 °C Eiweißgerinnung im menschlichen Körper, Tod!**

Temperaturmessung bei Kindern

- Rektale Messung:
  - Bei Säuglingen in Rückenlage mit angezogenen Beinen
  - Bei Frühgeborenen: Gefahr der Schleimhautläsion
  - Häufige Rektalmessung kann zu Einschränkungen der selbstständigen Defäkation führen
- Orale und sublinguale Messung für Säuglinge und Kleinkinder nicht geeignet (Verletzungsgefahr)
- Messung im Ohr: nicht vor Vollendung des 1. LJ
- Neigung zu Fieberkrämpfen bei Kindern bis zum 4. LJ, deshalb rechtzeitige Verabreichung von Antipyretika!
- Gefahr der Austrocknung, deshalb ausreichende Flüssigkeitszufuhr: 0,5 l mehr Flüssigkeit pro Grad Fieber und m^2 Körperoberfläche

Thromboseprophylaxe

Ziele	• Steigerung des venösen Rückflusses • Verminderung der Blutgerinnung • Verhinderung einer Thrombose
Risikofaktoren	Verlangsamte Blutströmung durch • Immobilität, Lähmung • Gipsverband, Schienenlagerung • Schmerzbehinderte Schonhaltung • Herzinsuffizienz, Schock • Chronisch venöse Insuffizienz • Gefäßschäden

→

T

Risikofaktoren	Erhöhte Gerinnungsneigung durch • Flüssigkeitsmangel bzw. -verlust • Polyglobulie, Polyzythämie • Vermehrung der Blutgerinnungsfaktoren nach invasiven Eingriffen, Verletzungen oder Verbrennungen • Nebenwirkung bestimmter Medikamente, z. B. Kortison, Ovulationshemmer Weitere • Höheres Lebensalter (> 65 Jahre) • Übergewicht • Schwangerschaft, Wochenbett • Maligne Erkrankungen • Frühere Thrombosen oder Embolien • Sepsis • Rauchen
Maßnahmen	• (Früh-)Mobilisation • Hochlagerung der Beine im Winkel von 20°; Kontraindikation: arterielle Durchblutungsstörungen • Ausstreichen der Venen • Rückstromfördernde Gymnastik • Venenkompression, z. B. durch Thromboseprophylaxestrümpfe oder Wickeln der Beine mit elastischen Binden • Auf ausreichende Flüssigkeitszufuhr achten • Medikamentöse Antikoagulation • Patientenaufklärung und -beratung

Transfusionen

Übersicht über die wichtigsten Blutprodukte		
Präparat	**Beschreibung**	**Indikation**
Erythrozytenkonzentrat (EK)	• Abzentrifugierte Erythrozyten mit möglichst wenig Restleukozyten und -thrombozyten • 1 Blutkonserve enthält im Durchschnitt 65 g Hämoglobin • Transfusion einer Blutkonserve erhöht den Hb des Patienten um ca. 1 g/dl	• Akuter Blutverlust • Anämie

→

Übersicht über die wichtigsten Blutprodukte		
Präparat	**Beschreibung**	**Indikation**
Thrombozytenkonzentrat (TK)	• Enthalten Rest Erythrozyten, müssen daher blutgruppengleich transfundiert werden • Kreuzprobe allerdings nicht notwendig	• Thrombozytopenie
Gefrorenes Frischplasma (Fresh Frozen Plasma = FFP)	• Schockgefrorenes, zellarmes Plasma mit Gerinnungsfaktoren • Gefrorene Plasmabeutel vorsichtig behandeln → Bruchgefahr! • Blutgruppengleiche Transfusion sofort nach Auftauen	• Massentransfusionen • Komplexe Gerinnungsstörungen
Humanalbumin	• Plasmabestandteil mit Einfluss auf Pufferkapazität, onkotischen Druck und Proteinreserve	• Akuter Volumenersatz als Teilkomponente • Chronische Hypoalbuminämie • Verbrennungen
(Hyper)Immunglobuline	• V. a. Immunglobulin G • Zur Unterstützung der humoralen Infektabwehr • Zur Bindung pathologischer Antikörper	• Passive Immunisierung
Gerinnungsfaktoren	• Mehr- und Einzelkomponentenkonzentrate, z. B. Prothrombin-Komplex	• Blutungen bei Lebererkrankungen • Marcumarüberdosierung • Hämophilie B • Einzelfaktorenmangel

Grundsätzliches bei Transfusionen

- Transfusionen fallen in ärztlichen Aufgabenbereich
- Aufgabe der Pflege: Vor- und Nachbereitung, Assistenz
- Vorher Verträglichkeitsprüfungen durch Arzt: Blutgruppenbestimmung, Kreuzprobe, Bedside-Test, ggf. Rh-Faktor-Bestimmung und Coombs-Test

T

Richten einer Transfusion	
Material	• Blutkonserve mit Begleitpapieren • Transfusionsbesteck • Infusionsständer • Desinfektionsmittel
Durchführung	• Ggf. Konserve aufwärmen: Durchlauferwärmer, Wasserbad, maximal 37 °C • Blutkonserve durch Kippen vorsichtig durchmischen, nicht schütteln • Folienkappe bzw. Lasche am Konservenbeutel öffnen • Dorn in Lasche eindrehen • Beutel flach hinlegen • Transfusionsbesteck schräg nach oben halten • Durch Druck auf Beutel Tropfkammer füllen bis Filter benetzt ist • Rollklemme schließen • Konservenbeutel aufhängen • Spiegel in Tropfkammer einrichten • Rollklemme öffnen, Transfusionsschlauch langsam luftleer machen • Rollklemme schließen

Überwachung des Patienten bei Transfusion

- Erkundigung nach Befinden des Patienten
- Klingel in Reichweite um sofortiges Melden bei Veränderungen zu gewährleisten
- Kontrolle von RR (→ S. 16), Puls (→ S. 81), Atmung (→ S. 11) und Bewusstseinslage (→ S. 13)
- Beobachtung der Haut (→ S. 27) auf Rötung und Quaddelbildung
- Kontrolle der Fließgeschwindigkeit des Blutes:
  - Bei kardial stabilen Patienten: ca. 40–60 Tropfen/min, Einlaufgeschwindigkeit EK insgesamt ca. 1 h
  - Bei kardial instabilen Patienten: langsamer, Einlaufgeschwindigkeit EK insgesamt ca. 3–4 h

Mögliche Transfusionszwischenfälle		
Komplikation	**Symptome**	**Maßnahmen**
Unverträglichkeit (Hämolyse)	• Kopf-, Gelenk- und Gliederschmerzen • Unruhe • Angst • Atemnot • Übelkeit, Erbrechen • Schockzeichen	• Transfusion unterbrechen • Schocklage (→ S. 66) • Arzt informieren
Allergie	• Hautrötung • Juckreiz • Temperaturanstieg • Blutdruckabfall	• Transfusion unterbrechen • Arzt informieren
Septische Reaktion	• Schüttelfrost • Fieber	• Transfusion unterbrechen • Arzt informieren

Tumorerkrankungen, Beratung → Krebserkrankungen

Umschläge

Grundsätzliches:
- Benötigte Materialien: 1 Leinentuch, 1 weiteres Leinen- oder Baumwolltuch, 1 Gummiunterlage, Zusätze (→ Tabelle)
- Vorbereitung des Patienten: Informieren
- Durchführung: → Tabelle
- Nachbereitung: Umschlag abnehmen, Körperstellen säubern (lassen)

Zusatz	Indikation	Durchführung
Quark	• Gelenkentzündung • Venenentzündung • Mastitis	• Quark fingerdick auf Mulltuch auftragen • Mit Kompresse abdecken • Auf Entzündungsherd auflegen • Ggf. mit Verband befestigen
Zwiebeln	• Gelenkentzündung • Ohrenschmerzen • Insektenstiche	• Gehackte Zwiebeln in dünnes Mulltuch einschlagen • In Mikrowelle auf Körpertemperatur bringen • Auf schmerzende Stelle auflegen • Mit Kompresse bedecken, ggf. fixieren • Bei Insektenstich: Zwiebelscheibe direkt auf Haut auflegen

→

Zusatz	Indikation	Durchführung
Kartoffeln	• Muskelverspannungen • Ischalgie, Lumbago • Gelenkschmerzen • Abszess	• Heiße Pellkartoffeln in dünnes Leintuch einschlagen • Kartoffeln zerdrücken • Auf Körpertemperatur abkühlen lassen • Auf betroffene Körperpartie auflegen
Leinsamen	• Muskelverspannungen • Ischalgie, Lumbago • Gelenkschmerzen • Abszess	• Leinsambrei kochen (200 g Leinsamen und 400 ml Wasser) • Brei in dünnes Leintuch einschlagen • Auflegen • Mit Kompresse bedecken

Urin

Miktionsmenge und -häufigkeit in unterschiedlichen Lebensaltern		
Lebensalter	**Menge pro Entleerung [ml]**	**Häufigkeit pro Tag**
Neugeborenes	5–10	8–10
Säugling	15–30	12–18
Kleinkind	40–100	8–12
Schulkind	100–200	6–8
Erwachsener	200–400	4–6
Urinmenge insgesamt beim Erwachsenen: 500–2000 ml/d		
Urinfarbe: hell- bis dunkelgelb		

Inkontinenz → S. 116

Abweichungen der Urinmenge und mögliche Ursachen		
Abweichung	**Urinmenge pro Tag**	**Mögliche Ursachen**
Oligurie	< 200 ml/m^2 Körperoberfläche: • 3-Jähriger: < 120 ml • 6-Jähriger: < 160 ml • 10-Jähriger: < 200 ml • Normalgewichtiger Erwachsener: < 320 ml	• Exsikkose (= funktionelle Oligurie) • Fortgeschrittene chronische Niereninsuffizienz • Akutes Nierenversagen

→

Abweichungen der Urinmenge und mögliche Ursachen		
Abweichung	**Urinmenge pro Tag**	**Mögliche Ursachen**
Anurie	< 50 ml/m² Körperoberfläche • 3-Jähriger: < 30 ml • 6-Jähriger: < 40 ml • 10-Jähriger: < 50 ml • Normalgewichtiger Erwachsener: < 80 ml	• Fortgeschrittene chronische Niereninsuffizienz • Akutes Nierenversagen **Muss sofort behandelt werden!**
Polyurie	> 1500 ml/m² Körperoberfläche • 3-Jähriger: > 900 ml • 6-Jähriger: > 1200 ml • 10-Jähriger: > 1500 ml • Normalgewichtiger Erwachsener: > 2500 ml (in Extremfällen 10–20 l)	• Erhöhte Trinkmenge • Hyperglykämie bei Diabetes mellitus • Diabetes insipidus • Hyperkalzämie • Bestimmte Phasen des akuten oder chronischen Nierenversagens • Überdosierung von Diuretika

Miktionsstörungen und mögliche Ursachen		
Störung	**Erklärung**	**Mögliche Ursachen**
Pollakisurie	• Häufiger Harndrang • Jeweils geringe Urinmengen • Urinmenge über 24 h normal	• Frauen: Reizblase, Harnwegsinfekte • Männer: Prostatavergrößerung • Blasentumor
Nykturie	• Vermehrtes nächtliches Wasserlassen	• Vermehrtes abendliches Trinken • Herzinsuffizienz • Nierenerkrankungen
Dysurie	• Erschwertes Wasserlassen • Meist verbunden mit Schmerzen oder Brennen	• Harnwegsinfekt • Tumore der unteren Harnwege
Restharnbildung	• Nach der Miktion verbleibt Urin in der Blase	• Männer: Prostatavergrößerung • Tumore der Blase • Verengung der Harnröhre **Restharnbildung erhöht das Risiko eines Harnwegsinfekts!**

→

U

Miktionsstörungen und mögliche Ursachen		
Störung	**Erklärung**	**Mögliche Ursachen**
Harnverhalt	• Unvermögen zur Miktion trotz gefüllter Blase	• Mechanischer Harnverhalt: Tumore der Harnröhre bzw. der Blase, Männer: Prostatavergrößerung • Neurogener Harnverhalt: Störungen der Harnblaseninnervation, z. B. durch Bandscheibenvorfall, Polyneuropathie bei Diabetes mellitus, Nebenwirkungen von Medikamenten **Gefahr von Harnrückstau und Infektionen und damit Schädigung der Nieren!**
Harninkontinenz (unwillkürlicher Urinabgang)		
Stressinkontinenz (Belastungsinkontinenz)	• Unfreiwilliger Urinabgang bei erhöhtem intraabdominellen Druck	• Schwache Beckenbodenmuskulatur
Dranginkontinenz (Urgeinkontinenz)	• Unfreiwilliger Urinabgang direkt nach Gefühl des Harndrangs	• Tumor • Apoplex • Harnwegsinfekt
Reflexinkontinenz	• Unfreiwilliger Urinabgang bei bestimmter Blasenfüllung • Kein Harndrang	• Neurologische Erkrankung
Überlaufinkontinenz (Überlaufblase)	• Unfreiwilliger Urinabgang bei großen Restharnmengen und mangelhafter oder fehlender Blasenmotorik	• Harnröhrenverengung • Rückenmarksschäden • Neurologische Erkrankung
Enuresis	• Regelmäßige, unbeabsichtigte Blasenentleerung nach dem 5. Geburtstag	• Nichtorganische Ursachen • Verschiedene Faktoren werden diskutiert, z. B. genetische Einflüsse, psychische Belastungen, strenge Sauberkeitserziehung • Bei Enuresis nocturna (nächtliches Einnässen): evtl. verspätete Ausbildung des ADH-Rhythmus

	Maßnahmen bei Harninkontinenz
Allgemeine Maßnahmen	• Schnelles Erreichen der Toilette sicher stellen • Beratung hinsichtlich Umgang mit Vorlagen oder Kondom-Urinalen • Beratung über Hautpflege: nach jedem Urinkontakt Waschen der Haut mit warmem Wasser, v. a. der Hautfalten im Genital- und Analbereich, gründliches Abtrocknen, Inspektion der Haut, Verwendung von Salben oder Cremes bei trockener Haut • Ausreichende Trinkmenge, oft wird aus einer Vermeidungshaltung zu wenig getrunken; Trinkmenge: 2–3 l/d, v. a. vormittags trinken, nach 19 Uhr nichts mehr • Toilettentraining: Trinken von ca. 3l/d, Halten des Urins für gewisse Zeit, in regelmäßigen Abständen zur Toilette gehen, schrittweise Verlängerung dieser Intervalle • Führen eines Miktionsprotokolls zur Unterstützung des Toilettentrainings: Notieren von Menge und Häufigkeit der Miktion, Zeitpunkt des Harndrangs, Trinkmenge und -zeitpunkt • Aktives Beckenbodentraining: Erlernen von Techniken zur Wahrnehmungsschulung und Durchblutungsförderung der Harnröhre und zur Stärkung des Verschlussapparats der Blase • Auf restharnfreie Blasenentleerung achten: bequeme Sitzposition auf Toilette, Zeit nehmen; manuelle Hilfe zur Förderung des Restharnabgangs möglich (außer bei frischen OP-Wunden): Druck mit Handballen oberhalb des Schambeins oder mit nach oben gestreckten Armen Becken kreisen; um Nachtröpfeln zu vermeiden: Aufstehen von Toilette und tief durch den Mund ausatmen • Bei Urinabgang bei Bewegungsübergängen: spezielle Atemtechnik, jede kritische Bewegung mit Ausatmung verbinden • Information über Selbsthilfegruppen • Soziale Folgen der Inkontinenz, z. B. sozialer Rückzug, Probleme der Sexualität, erkennen und ansprechen
Maßnahmen bei Stressinkontinenz	• V. a. bei leichteren Formen: Beckenbodentraining

→

U

Maßnahmen bei Harninkontinenz	
Maßnahmen bei Urge-inkontinenz	• Bei leichteren Formen: Änderung der Trink- und Miktionsgewohnheiten: alle 2–3 h trinken, 30 min danach Toilettengang; Alternative: aller 2 h tagsüber und zweimal nachts zur Toilette, bei Erfolg: nach 10 Tagen Steigerung der Intervalle um jeweils 10 min
Maßnahmen bei Reflex- und Überlauf-inkontinenz	• Meistens erforderlich: intermittierende Einmalkatheterisierung

Veränderung der Urinfarbe und mögliche Ursachen	
Farbe	**Mögliche Ursachen**
Veränderungen mit Krankheitswert	
Rötlich bis fleischfarben, trüb	Hämaturie (Blut im Urin), z. B. durch Tumore, Steine, Entzündungen von Niere und Blase • Makrohämaturie: mit bloßem Auge sichtbar (ab ca. 1 ml Blut/l Urin) • Mikrohämaturie: nur mit speziellen Tests erkennbar
Rötlich bis schwärzlich, ohne Trübung	Hämoglobinurie (roter Blutfarbstoff im Urin), z. B. nach Transfusionszwischenfällen, Hämolyse
Bierbraun bis grünlich schwarz mit gelbem Schüttelschaum	Bilirubinurie (Bilirubin im Urin), z. B. bei Lebererkrankungen
Schlierig, flockige Trübung	Pyurie (Eiter im Urin), z. B. Pyelonephritis
Veränderungen ohne Krankheitswert	
Rotbraun, braungrün bis schwarz	Rote Beete, Sulfonamide
Zitronengelb	Senna, Rhabarber
Orangengelb	Vitamintabletten

Urinkatheter

Dauerkatheter

Indikation

- Zur genauen Bilanzierung, z. B. bei Niereninsuffizienz
- Blasenentleerungsstörungen
- Harnabflussbehinderungen

Legen eines Dauerkatheters

Materialien:

- Steriler DK und ein weiterer als Reserve (für Frauen: Ch 12 oder 14, für Männer Ch 14–18; 1 Charriere = $^1/_3$ mm)
- Urinauffangsystem
- Katheterset mit Lochtuch, sterilen Handschuhen, Kugeltupfern, anatomischer Pinzette und Auffangschale
- Desinfektionsmittel, z. B. Betaisodona®
- 10 ml Aqua destillata
- Beim Mann: Gleitgel

Die wichtigsten Kathetermaterialien

Kathetermaterial	Anwendung
Latex	Kurzzeitig, bis zu 5 Tage
Silikon	Langfristig, → S. 126 Zum Blocken Glyzerinlösung verwenden!

Die wichtigsten Bauarten von Kathetern und ihre Anwendung

	Erklärung	Anwendung
Nelaton	Geschlossene Hohlspitze mit zwei gegenüberliegenden Augen bzw. mit vier versetzten Augen	Frauen und Männer
Thiemann	Gebogene konisch zulaufende Hohlspitze, am Ende leicht verdickt, i. d. R. nur ein Auge	V. a. Männer
Mercier	Ähnlich Thiemannkatheter, läuft an Hohlspitze nicht konisch zu, zwei versetzte Augen	Frauen und Männer

Durchführung:

- Am besten zu zweit
- Vorher Intimtoilette durchführen (lassen)

Vorgehen bei der Frau	Vorgehen beim Mann
Lagerung der Patientin: • Auf dem Rücken • Beine spreizen und aufstellen lassen	Lagerung des Patienten: • Auf dem Rücken • Beine leicht spreizen lassen
Katheterset steril öffnen, Kugeltupfer mit Desinfektionsmittel tränken, sterile Handschuhe anziehen, Lochtuch auflegen, Auffangschale mit Kugeltupfern zwischen die Beine der Patientin/des Patienten stellen	

→

Vorgehen bei der Frau	Vorgehen beim Mann
Kugeltupfer mit Pinzette entnehmen, Desinfizieren mit jeweils einem Tupfer: • Große Schamlippe links/rechts • Kleine Schamlippe links/rechts • Harnröhrenmündung • Öffnung der Vagina	Penisschaft fassen, Vorhaut zurückziehen, mit anderer Hand mittels Pinzette Tupfer entnehmen und Eichel desinfizieren
	Gleitgel auf Harnröhrenmündung und in Harnröhre geben
Schamlippen auseinanderspreizen bis Harnröhre sichtbar wird, Katheter einführen bis Urin fließt	Penis strecken, Katheter ca. 10 cm einführen, dann Penis senken und Katheter weiterschieben bis Urin fließt
Katheter nach beginnendem Urinfluss noch etwas weiter vorschieben, blocken (ca. 10 ml Aqua), Katheter vorsichtig zurückziehen, Urinauffangsystem anschließen	

Suprapubische Blasenfistel

Indikation	• Blasenentleerungsstörungen • Harnabflussbehinderungen • Harnröhrenverletzungen und -verengungen • Zur längerfristigen Harnableitung
Verbandwechsel	• Alle 2–3 Tage • Bei Entzündung: Betaisodona® verwenden, dann täglicher Verbandwechsel → unten

Urinprobe → Laborproben – Gewinnung

Verbandwechsel

Moderne Wundversorgung → S. 131

Sterile Verbandmaterialien	Unsterile Verbandmaterialien
Einmalhandschuhe	Pflaster, Verbandschere
Kompressen unterschiedlicher Größe	Schutzkleidung
Schlitzkompressen, Kugeltupfer	Einmalhandschuhe

→

Sterile Verbandmaterialien	Unsterile Verbandmaterialien
Salbenhaltige Wundgaze	Desinfektionsspray, Händedesinfektionsmittel
Pflaster	Äther oder Benzin
Watteträger	Salben oder Lösungen
Einmalabdecktücher	Nierenschalen
Pinzette, Schere	Abwurf für Einmalmaterial
Klemme, Verbandsschere	Abwurf für sterile Instrumente
Fadenmesser, Skalpell, Klammerentferner	Mundschutz, Kopfhaube
Knopfkanüle	
Kochsalzlösung	

Durchführung

- Patienten informieren
- Hände desinfizieren
- Handschuhe anziehen
- Verband entfernen
- Handschuhe entfernen, Hände desinfizieren
- Desinfektion
- Ggf. Wundspülung
- Wunde inspizieren, evtl. Fotodokumentation
- Unter sterilen Bedingungen (mit steriler Pinzette oder sterilen Handschuhen) neuen Verband anbringen
- Dokumentation

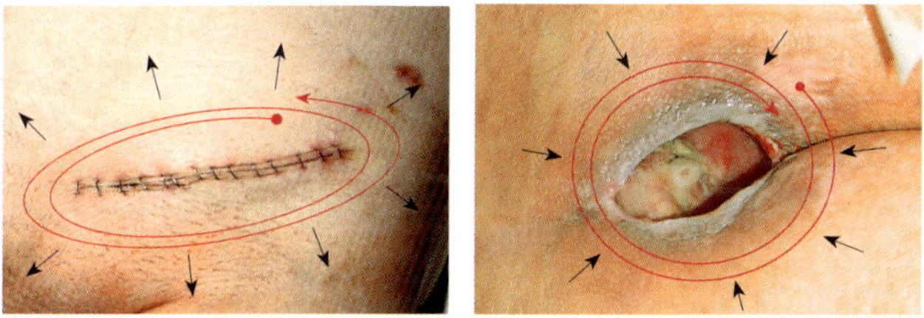

Desinfektion einer aseptischen (links) und einer septischen Wunde (rechts). [li: X211, re: V220]

Verbrennung → Notfallsituationen

Vergiftung → Notfallsituationen

Verstorbene

Formales	
Feststellung des Todes	• Durch Arzt • Nach Auftreten der sicheren Todeszeichen
Information	• Angehörige werden vom Arzt informiert • Ggf. Seelsorger • Patientenverwaltung
Dokumentation	• Arzt füllt Todesbescheinigung aus → zur Patientenverwaltung • Todeszeit in Patientenkurve vermerken • Absprachen mit Arzt, Angehörigen, Seelsorger
Persönliche Dinge	• Protokoll über persönliche, insbesondere Wertgegenstände • Wertsachen nur an Ehepartner aushändigen, gegen Unterschrift • Andere Angehörige müssen Erbschein vorlegen

Versorgung eines Verstorbenen	
Grundsätzlich	• Achten der Würde des Verstorbenen • Einfühlsamkeit gegenüber Angehörigen, Mitpatienten • Bei unklarer Todesursache: ggf. abweichendes Vorgehen nach Entscheidung des Arztes
Material	• Nachthemd • Ggf. Bett-, Kissenbezug, Spannbetttuch
Vorgehen	• Im Einzelzimmer, freien Zimmer, Verabschiedungsraum • Decke, Lagerungshilfsmittel entfernen • Ggf. große Wundgebiete versorgen • Katheter, Sonden, weitere Zugänge, Infusionen entfernen, außer bei schwer zu entfernenden oder stark fördernden Zugängen/Ableitungen • Reinigung verschmutzter Körperstellen, ggf. Stomabeutel wechseln • Schmuck (wenn nicht anders vereinbart) entfernen, mind. eine andere Pflegekraft als Zeuge, Protokoll erstellen

→

Versorgung eines Verstorbenen	
Vorgehen	• Ggf. Ehering belassen • Frisches Nachthemd anziehen • Bett wenn verschmutzt frisch beziehen • Lagerung: auf Rücken, leicht erhöhter Oberkörper • Ggf. Zahnprothese einsetzen • Ggf. Bindenrolle um Kinn wickeln um Herunterfallen des Unterkiefers zu verhindern • Bei unvollständigem Lidschluss: feuchte Kompressen auf Augen legen • Haare frisieren • Mit frischem Betttuch bis zur Brust zudecken • Hände übereinander legen • Zimmer aufräumen, lüften

Prosektur	
Material	• Ausgefüllter Fußzettel • 2. Zettel mit Name, Geburtsdatum, Todesdatum und -zeit, Station für Kühlfach • Schlüssel für Prosektur
Vorgehen	• Fußzettel an Großzehe des Verstorbenen anbringen • Ggf. infektiösen Leichnam kennzeichnen • Leeres Kühlfach öffnen • Mittels Hubwagen Leichnam in Kühlfach umbetten (mind. zu zweit, bei schweren Pat. zu dritt) • Kühlfach schließen, 2. Zettel (→ oben) an Außentüre anbringen • Bettwäsche abziehen, in Wäschesäcke geben • Bett in Bettenzentrale geben

Verwirrtheitsprophylaxe

Ziel	• Orientierung zur Umgebung, zur Zeit und zur Person
Risiko-faktoren	• Umgebungswechsel für ältere Patienten • Eingeschränkte Flüssigkeitszufuhr bzw. erhöhte Flüssigkeitsverluste

→

W

Maßnahmen	• Auf ausreichende Flüssigkeitszufuhr achten (Dehydrationsprophylaxe → S. 19) • Zeitliche Orientierungshilfen, z. B. Uhren, Kalender anbringen • Kommunikation mit Patienten, z. B. über das Wetter, die Jahreszeiten • Örtliche Orientierungshilfen, z. B. Patientenzimmer markieren • Patienten die Örtlichkeiten zeigen • Patienten mit Namen ansprechen • Individuelle Umgebung schaffen, z. B. durch Fotos • Persönliche Kleidung tragen lassen • Nachfragen, ob Gesagtes verstanden wurde • Zusammenkunft mit anderen Patienten fördern • Privatheit und Schamgefühl achten

Wachstum (Kinder)

Bestimmung wichtiger Körpermaße

Körpermaß	Ermittlung
Körperlänge	Messen der Körperlänge von Kindern < 24–36 Monaten im Liegen • Kind auf Rücken legen, Kopf gerade • Beine voll ausstrecken durch leichten Druck auf die Knie • Messung: vom Scheitel bis zu den Fersen (Zehen weisen nach oben) Messen der Körperlänge von Kindern > 24–36 Monaten im Stehen (→ S. 25)
Körpergewicht	• Säuglinge und Kleinkinder werden nackt auf der Säuglingswaage gewogen • Größere Kinder: in Unterwäsche auf der Standwaage
Kopfumfang	• Maßband aus Textil oder Metall verwenden • Messstelle: Stelle des größten Umfangs = vom oberen Augenbrauenrand und der Ohrmuschel zur Protuberantia occipitalis am Hinterkopf
Brustumfang	• Messung rund um die Brust auf Höhe der Brustwarzen • Idealerweise: Messung während Inspiration und Exspiration, Ermittlung des Mittelwerts

Referenzwerte für Gewicht, Länge und für das Verhältnis Kopf-/Brustumfang			
Alter	**Gewicht**	**Länge**	**Kopfumfang (KU)/ Brustumfang (BU)**
Geburt	3500 g	50 cm	KU: 2–3 cm > als BU
4–5 Monate	7000 g (Geburtsgewicht verdoppelt)		
12 Monate	10 kg (Geburtsgewicht verdreifacht)	75 cm (anderthalbfache Geburtslänge)	KU = BU
4 Jahre		100 cm (Geburtslänge verdoppelt)	KU: 5–7 cm < als BU
10 Jahre	35 kg (Geburtsgewicht verzehnfacht)		
12 Jahre	40 kg	150 cm	

Wahrnehmungsstörungen

Verwirrtheitsprophylaxe → S. 123
Desorientiertheit → S. 75

Wahrnehmungsstörungen		
Halluzination	**Definition**	**Mögliche Ursachen**
Akustische H.	Hören von Stimmen oder Geräuschen	Durchgangssyndrom, Schizophrenie
Optische H.	Sehen von Personen, Gegenständen, Tieren oder ganzen Szenen und Handlungsabläufen	Alkoholdelir, Demenz
Körperh.	Fühlen von Berührungen, Druck, Schmerzen	Demenz
Olfaktorisch H., gustatorische H.	Riechen bzw. Schmecken	Schizophrenie

W

Wechselraten – Medizinprodukte

Medizinprodukt	Differenzierungen	Wechselrate
Harnwege		
Transurethraler Harnwegskatheter	Latex	< 5 Tage
	Silikon	Bei Bedarf nach individuellen Gesichtspunkten (Inkrustation, Obstruktion, Verschmutzung)
Suprapubischer Blasenfistel		Bei Bedarf nach individuellen Gesichtspunkten (Inkrustation, Obstruktion, Verschmutzung)
	VW bei reizloser Wunde	Alle 72 h
	Urinableitungssysteme	Werden mit Katheter gewechselt
Venös/arteriell/lumbal		
Infusionssysteme	Fettemulsionen	< 24 h
	Aminosäuren, Glukose, Elektrolyte	< 72 h
	Propofol	< 12 h
	Blut, Blutbestandteile	< 6 h
ZVK, periphere Verweilkanüle	Nach bedingt aseptischem Legen, z. B. im Notfall	Sobald als möglich
	Nach Entzündungszeichen und fehlender Indikation	Sobald als möglich
	Gazeverband: wacher Pat.	Keine Empfehlung
	Gazeverband: bewusstloser Pat.	Tgl.
	Folienverband (intakt, sauber)	7 Tage (Herstellerangaben beachten)
Arterielles Druckmesssystem	Druckaufnehmer, Schlauchsystem, Spüllösung	< 96 h
Infusionen/ Injektionen		Ohne Zwischenlagerung, d. h. < 1 h

→

Medizinprodukt	Differenzierungen	Wechselrate
Venös/arteriell/lumbal		
ZVD	Offenes System	< 24 h
	System mit bakteriendichtem Filter	Mit Infusionssystem
Port	Nadelwechsel	Keine Empfehlung
	Verband mit Infusion	→ ZVK
Periduralkatheter	Filterwechsel	Alle 24 h
	Verband	→ ZVK
	Bei Entzündungszeichen, Schmerzen und fehlender Indikation	Sobald als möglich
Atemwege		
Inhalatoren	Desinfizierende Aufbereitung bei Mukoviszidose	Nach jeder Inhalation
	Zwischen Inhalation trockene Aufbewahrung	Tgl. Aufbereitung
Zubehör endotracheales Absaugen	Sekretauffangbehälter	Tgl. Aufbereitung oder bei Bedarf
	Geschlossenes Absaugsystem	Keine Empfehlung (< 48 h)
Beatmungssystem	Gänsegurgel, HME-Filter	Alle 48 h
	Beatmungsschläuche	> 7 Tage
Atemwegsanfeuchtung	Offenes System mit Schlauch, Sonde, Wasserbehälter	Alle 48 h
	Respiflo-Flasche	> 100 Tage
Mundpflegeset		Tgl.
Magen-Darm		
Sondennahrung	Angebrochen gekühlt	Max. 24 h
Überleitungssystem		Max. 24 h
PEG-Verband	PEG neu angelegt	Tgl. für 1 Woche
	Reizlose Wundverhältnisse und sauberer Verband	1–2 ×/Woche

W

Wickel

Grundsätzliches:
- Benötigte Materialien: 1 Leinentuch, 1 weiteres Leinen- oder Baumwolltuch (nicht bei kalten Wickeln), 1 Gummiunterlage, Zusätze (→ Tabelle)
- Vorbereitung des Patienten: Informieren
- Durchführung: → Tabelle
- Nachbereitung: Wickel abnehmen, Körperstellen säubern (lassen)

Zusatz		Indikation	Durchführung
Quark	**Kalt**	• Halsschmerzen • Bronchitis • Venenentzündung	• Quark fingerdick auf dünnes Innentuch auftragen • Ca. 2 h belassen, bei entzündlichen Prozessen max. 30 min
	Warm	• Pneumonie • Obstruktion der Atemwege • Hustenreiz	• Quark fingerdick auf dünnes Innentuch auftragen • Mit zweitem Tuch abdecken • Zwischen mehrere Wärmflaschen legen • Auf Körpertemperatur erwärmen • Ca. 2 h belassen
Zitrone		• Halsschmerzen • Heiserkeit	→ oben
Zwiebeln		• Erkältung mit Husten • Bronchitis • Asthma	• Zwiebeln hacken oder in Ringe schneiden • In der Mikrowelle auf Körpertemperatur erwärmen • Zwischen Wickeltücher legen • Ca. 2–3 h belassen
Kamillenblüten		• Bauchkrämpfe • Meteorismus • Blasenkrämpfe • Menstruationsbeschwerden	• Kamillenblüten mit heißem Wasser übergießen, ca. 10 min ziehen lassen • Blüten auf Leintuch ausbreiten und mit Tuch abdecken • Als Bauchwickel ca. 20 min belassen

→

Zusatz	Indikation	Durchführung
Leinsamen	• Bauchkrämpfe • Meteorismus • Blasenkrämpfe • Menstruationsbeschwerden • Erkältung mit Husten • Bronchitis	• Leinsamenbrei kochen (500 g Leinsamen und 1 l Wasser) • Brei auf Innentuch auftragen • Mit zweitem Tuch abdecken
Öl	• Muskelverspannungen • Bronchitis • Asthma bronchiale	• Salatöl erhitzen, nicht kochen • Öl auf betroffene Stelle auftropfen (Thorax oder Muskel) • Mit Tuch abdecken

Wörterbuch → Kommunikation

Wörterbuch → Kommunikation

Wunddrainagen

Robinson- und Redondrainagen		
	Robinsondrainage	**Redondrainage**
Aufbau	Geschlossenes Wunddrainagesystem, Beutel ist fest mit Schlauch verbunden	Schlauch und Vakuum-Saugflasche mit Klemme
Ablauf über	Schwerkraft	Sog
Entleeren	Ablaufstutzen am Beutel	Nicht möglich
Wechsel	Nicht möglich	Wenn Saugflasche voll oder wenn Vakuum erschöpft Vorgehen: • Händedesinfektion und Handschuhe anziehen • Neue Vakuumflasche prüfen auf Beschädigungen, Vakuum • Ableitungsschlauch flaschennah abklemmen • Redonflasche verschließen • Schlauchende sprühdesinfizieren • Alte Redonflasche abnehmen • Sofort neue Flasche aufstecken • Klemme am Ableitungsschlauch langsam öffnen

→

Robinson- und Redondrainagen		
	Robinsondrainage	**Redondrainage**
Besonderheiten	Sekretauffangbeutel unter Wundniveau hängen, Schlauch darf nicht durchhängen	Sog nimmt mit zunehmender Füllung der Flasche ab → regelmäßig wechseln
Entfernen	Meist vom Arzt: • Händedesinfektion und Handschuhe anziehen • Wundverband entfernen • Desinfektion der Wundregion • Evtl. Fixation (Naht oder Pflaster) lösen • Redon-Drainage immer unter Sog ziehen • Mit einer Hand Schlauch einige Zentimeter oberhalb der Austrittsstelle fassen, mit anderer Hand sterile Kompresse an Austrittsstelle halten • Patienten tief ein- und ausatmen lassen • Während des Ausatmens Drainage zügig ziehen • Verband auf Austrittsstelle	
Beobachtung, Dokumentation	Wundsekret: • Menge • Farbe • Konsistenz • Beimengungen	

Wundversorgung, moderne

Verbandwechsel → S. 120
Dekubitus → S. 20

Produktgruppe	Eigenschaften	Indikationen	Kontraindikationen	Anwendungshinweise	Verweildauer
Aktivkohle-kompresse	• Geruchsbindend • Große Saugkapazität • Eiweißmoleküle u. Bakterien werden gebunden, aber nicht abgetötet	• Übel riechende Wunden/infizierte Wunden mit unangenehmer Geruchsentwicklung • Akute u. chron. Wunden	• Bekannte Überempfindlichkeit*	• Nicht zerschneiden, Kohlepartikel können Wunde sonst schwarz färben → keine Beobachtung möglich • Je nach Produkt Sekundärabdeckung notwendig	• ≤ 3 Tage (je nach Geruchsentwicklung/Exsudatmenge)
Alginat	• Quillt bei Kontakt mit Wundexsudat auf u. bildet hydrophiles Gel, das Wunde ausfüllt und feucht hält • Wundkonditionierung • Blustillend • Hohes Saugvermögen	• Mittel bis stark exsudierende Wunden • Feucht (schmierig) belegte Wunden • Unterminierte, zerklüftete, tiefe Wunden	• Trockene Nekrosen/Beläge/Wunden • Verkrustete Beläge	• Verklebt bei nur schwacher Exsudation mit Wundgrund • Geruchsbildung • Gewebsschädigung durch zu festes Tamponieren	• ≤ 4 Tage (je nach Exsudation)

→

Produktgruppe	Eigenschaften	Indikationen	Kontraindikationen	Anwendungshinweise	Verweildauer
Alginat	• Exsudataufnahme inkl. Zelltrümmer/Abfälle → Wundreinigung • Granulationsfördernd	• Fisteln, Abszesse • Unfall-/Tumorchirurgie	• Verbrennungen 3. Grades • Freiliegende Sehnen/Knochen/Muskulatur • Bekannte Überempfindlichkeit*	• Darf nicht Wundrand überlappen: Mazerationsgefahr! • Rückstandsfrei aus Wunde entfernen, bei Verbleib Infektionsgefahr • Sekundärabdeckung erforderlich	
Hydrogel in Gelform	• Wirkt autolytisch • Granulationsfördernd • Kann z. T. Exsudat einlagern • Schafft optimales Milieu für weitere Wundheilung • Hydratisiert trockene Wunden	• Befeuchtung von trockenen Wunden • Förderung der Autolyse von Fibrinbelägen u. Nekrosen • Verbrennungen bis Grad 2a • Feuchthalten freiliegender Strukturen	• Nekrosen, Beläge bei unbehandelter pAVK • Stark nässende/blutende Wunden • Bekannte Überempfindlichkeit*	• Sekundärabdeckung erforderlich • Ca. 0,3–0,5 cm dick auftragen • Mazeration der Umgebungshaut bei Überdosierung oder zu langem Wechselintervall	• ≤ 3 Tage

→

Produktgruppe	Eigenschaften	Indikationen	Kontraindikationen	Anwendungshinweise	Verweildauer
Hydrogel-kompresse	• Transparenz → gute Wundkontrolle • Rehydriert trockene Wunden • Schmerzlindernde Wirkung durch kühlenden Effekt • Granulationsfördernd	• Leicht bis mäßig exsudierende Wunden • Granulierende u. epithelisierende Wunden • Saubere Schürfwunden • Austrocknungsgefährdete Wunden	• Klinisch infizierte Wunden • Stark exsudierende oder blutende Wunden • Verbrennungen 3. + 4. Grades • Bekannte Überempfindlichkeit*	• Bei Pergamenthaut: nur Produkte ohne Klebefläche • Kühlender Effekt wird von Pat. mit art. Ulcus cruris als schmerzhaft empfunden • Mazeration der Umgebungshaut (bei zu feuchten Wunden)	• ≤ 7 Tage
Hydrokolloid-verband (HCV)	• Granulationsfördernd • Feucht haltend • Wasserabweisend • Aufnahme von überschüssigem Wundexsudat → Ausbildung eines Gels • Lysierung von oberflächlichen Belägen • Schützt vor Kontamination von außen	• Leicht bis mäßig exsudierende Wunden in der Granulations- oder Epithelisierungsphase • Primärheilende Wunden • Als Primär- und Sekundärabdeckung über anderen Wundprodukten	• Infizierte Wunden • Osteomyelitis • Nekrotische Wunden • Tumorwunden • Freiliegendes Knochen-, Sehnen- oder Knorpelgewebe • Ischämische Ulcera	• Körperwarm anwenden/anmodellieren • Bildet gelbes, unangenehm riechendes Gel (nicht mit Eiter verwechseln!) → nach Abnahme des Verbandes Wundreinigung • Blasenbildung → 2–3 cm den Wundrand überlappend aufkleben	• ≤ 7 Tage

→

Produktgruppe	Eigenschaften	Indikationen	Kontraindikationen	Anwendungshinweise	Verweildauer
Hydrokolloidverband (HCV)	• Wasserabweisend: zum Duschen geeignet		• Verbrennungen 3.+ 4. Grades • Bekannte Überempfindlichkeit*		
Feinporiger Polyurethanschaum-/ Hydropolymerverband (HPV)	• Hohes Absorptionsvermögen, ohne Wunde auszutrocknen • Granulationsfördernd • Einige quellen bei Kontakt mit Wundexsudat ohne Gelbildung/Verflüssigung auf, → kleiden Wunde aus, keine Rückstände in der Wunde • Einschluss von Keimen, Zelltrümmern/Abfällen, überschüssigem Wundexsudat • Gute Polstereigenschaften • Als Wundabdeckung sowie als „Cavity-/Packing"-Schäume zum Tamponieren von Wundhöhlen/-taschen erhältlich	• Je nach Schaumeigenschaften stark, mittelstark bis mäßig exsudierende Wunden • Zum Austamponieren bei sauberen, granulierenden, tiefen, exsudierenden Wunden u. Taschen • Wunden, über die eine Kompression angebracht wird • Dünne oder speziell beschichtete, z. B. mit Silikon/Soft-Gel, HPV für die Epithelisierungsphase • Je nach Produkt als Primär- oder Sekundärabdeckung	• Infizierte Wunden • Trockene Wunden • Verbrennungen 3. + 4. Grades • Bekannte Überempfindlichkeit*	• Einige Produkte dürfen nicht geschnitten werden, da dadurch Saugstruktur zerstört wird • Einige Produkte können durch verstopfte Poren zähflüssiges Wundexsudat nicht optimal aufsaugen	• ≤ 7 Tage

→

Produktgruppe	Eigenschaften	Indikationen	Kontraindikationen	Anwendungshinweise	Verweildauer
Silberhaltige Wundauflage	• Breites Wirkspektrum gegen grampositive und gramnegative Bakterien (auch MRSA, VRE) sowie Pilze • Bisher keine relevante Resistenzbildung beschrieben • Je nach Produkt Abgabe von Silber(-Ionen) an Wunde • Z. T. Anfeuchten erforderlich (siehe Beipackzettel)	• Infizierte/infektionsgefährdete Wunden	• Bekannte Überempfindlichkeit* • Bekannte Silberallergie	• Vorübergehende Schwarzfärbung von Wunde u. Umgebungshaut möglich • Z. T. nicht kompatibel mit MRT • Bei elektron. Messungen kein Kontakt zu Elektroden oder leitenden Gels • Z. T. nicht zusammen mit Produkten auf Ölbasis einsetzbar • Je nach Produkt Sekundärabdeckung notwendig	• $\leq$ 3 (7) Tage (je nach Produkt, Exsudation, Wunde)

→

Produktgruppe	Eigenschaften	Indikationen	Kontraindikationen	Anwendungshinweise	Verweildauer
Semipermeabler Transparentfolienverband	• Schutz vor Sekundärinfektion (Keimbarriere) • Transparenz → gute Wundkontrolle • Unterstützung von Selbstständigkeit u. Mobilität, Pat. kann z. B. duschen • Gute Hautverträglichkeit • Keine Exsudataufnahme • Selbstklebend, Fixierung von Verbänden • Es gibt steril verpackte Folien u. unsterile Rollenware	• Trockene, primär heilende Wunden • Epithelisierende Wunden • Spalthautentnahmestellen • Als OP-Abdeckmaterial • Okklusive Anwendung topischer Lokalanästhetika (z. B. Emla-Creme) • Zum Fixieren von Kanülen, i. v.-Kathetern • Zum Fixieren anderer Wundauflagen	• Nekrotische Wunden • Keine Anwendung bei unterminierten, tiefen Wunden ohne Wundfüllung • Klinisch infizierte Wunden • Blutende oder stark nässende Wunden • Verbrennungen 3. + 4. Grades • Bekannte Überempfindlichkeit*	• Atraumatisches Ablösen der Folie: Folie stückweise parallel zur Haut überdehnen, Haut unterhalb der Folie durch Handauflegen stützen • Haftet nicht bei feuchter Haut (inkontinente/stark schwitzende Patienten) • Beim Fixieren anderer Wundauflagen: nur Rand dieser Wundauflagen fixieren; bei vollständigem Überkleben ggf. Ausbildung einer feuchten Kammer	• ≤ 7 Tage

→

Produktgruppe	Eigenschaften	Indikationen	Kontraindikationen	Anwendungshinweise	Verweildauer
Vlieskompresse mit Superabsorber	• Hohe, schnelle Saugleistung unter Aufrechterhaltung eines feuchten Wundklimas • Volumen- u. Gewichtzunahme der Wundauflage • Hohe Saugleistung, Bindung von Bakterien mit Exsudat → längere Wechselintervalle → Gewährleistung von Wundruhe, Reduktion der Kontaminationsgefahr • Wundrandschutz (nicht bei allen Produkten)	• Stark nässende Wunden	• Keine Verwendung auf: Schleimhäuten, Augenbereich, trockenen Wunden • Keine Verwendung in tunnelbildenden Wundtaschen (Produkt kann sich stark ausdehnen) • Schwach exsudierende Wunden (Austrocknungsgefahr, Sogschmerzen) • Bekannte Überempfindlichkeit*	• Hohe Saugleistung → Wundauflage kann mehrere 100 g wiegen → ggf. Druckbelastung der Wunde/Wundumgebung → regelmäßig Befüllung der Wundauflage überprüfen • Darf nicht zugeschnitten, zerrissen, geöffnet, gefaltet werden	1–4 Tage (je nach Exsudation)

* Gegenüber dem jeweiligen Produkt bzw. seinen Bestandteilen.

ZVD

Infusionen → S. 38

Referenzwert
2–12 cm H_2O bzw. 1,5–9 mmHg

Zystitisprophylaxe

Ziel	• Verhinderung einer Zystitis
Risikofaktoren	• Nicht korrekte Intimtoilette bei der Frau • Geringe Flüssigkeitszufuhr • Herabgesetzte Abwehrfunktion, z. B. bei Zytostatikatherapie, Diabetes mellitus • Liegender Blasenverweilkatheter
Maßnahmen	• Auf ausreichende Flüssigkeitszufuhr achten • Anleitung zur angemessenen Intimhygiene • Anwendung von lokaler Wärme • Patientenberatung

Gutachter

Wir danken ganz herzlich
- Frau Elisabeth Kunoth, München, für das Prüfen der Tabelle „Wechselraten – Medizinprodukte"
- Frau Kerstin Protz, Hamburg, für das Überarbeiten der Tabelle „Moderne Wundversorgung"
- Herrn Markus Zieglmeier, Olching, für das Aktualisieren der Tabellen „Antibiotikazubereitung" und „Energiegehalt und Osmolarität von Infusionslösungen"

Literaturnachweis

Aktion „Saubere Hände": www.praxis-page.de/ash

BODE Chemie GmbH: www.bode-chemie.de

Deschka, M.; Roovers, C.: Taschendolmetscher Pflege. Urban & Fischer, München, 2002

Kellnhauser, E. u. a.: Thiemes Pflege. Georg Thieme Verlag, Stuttgart, 2009

Maletzki, W./Stegmayer, A.: Klinikleitfaden Krankenpflege. 6. A., Elsevier/Urban & Fischer, München, 2008

Menche, N.: Pflege heute. 4. A., Elsevier/Urban & Fischer, München, 2007

PflegeFakten. Elsevier/Urban & Fischer, München, 2009

Pschyrembel, W. u. a.: Klinisches Wörterbuch, 261. A., Walter de Gruyter, Berlin – New York, 2007

Robert-Koch-Institut: www.rki.de

Safety first: www.nadelstichverletzung.de

Thomm, M.: Schmerzpatienten in der Pflege. Kohlhammer, Stuttgart, 2000

v. Hintzenstern: Infusion, Transfusion und parenterale Ernährung, 3. A., Elsevier/Urban & Fischer, München, 2004

Abbildungsnachweis

A300: Reihe Klinik- und Praxisleitfaden, Urban & Fischer Verlag, München

A400: Reihe Pflege konkret, Urban & Fischer Verlag, München

A400-157: S. Adler, Lübeck, in Verbindung mit der Reihe Pflege konkret, Urban & Fischer Verlag, München

A400-190: G. Raichle, Ulm, in Verbindung mit der Reihe Pflege konkret, Urban & Fischer Verlag, München

A400-215: S. Weinert-Spieß, Neu-Ulm, in Verbindung mit der Reihe Pflege konkret, Urban & Fischer Verlag, München

B110: Lieb K. (Hrsg.): Fünferband Konservative Fächer, 1. A., Jungjohann Verlag, 1992

B152: H. M. Hackenberg: EKG-Übungsbuch, 3. A., Jungjohann Verlag, 1995

K115: A. Walle, Hamburg

L157: S. Adler, Lübeck

L190: G. Raichle, Ulm

M161: M. Zimmer, Bammental

U120: BODE Chemie GmbH, Hamburg

V220: Paul Hartmann AG, Heidenheim

X211: U. Sulkowski, Münster

Index